Coragem para Amar

Obras da autora

Nós dois
Encontros, desencontros & reencontros
Gangorras do amor
Namorantes
Coragem para amar

MARIA HELENA MATARAZZO

Coragem para Amar

EDITORA RECORD
RIO DE JANEIRO • SÃO PAULO

2003

CIP-Brasil. Catalogação-na-fonte
Sindicato Nacional dos Editores de Livros, RJ.

Matarazzo, Maria Helena
M376c Coragem para amar / Maria Helena Matarazzo. – Rio de Janeiro: Record, 2003

ISBN 85-01-06634-6

1. Relação homem-mulher. 2. Amor – Aspectos psicológicos. 3. Sexo (Psicologia). I. Título.

CDD – 306.7
03-0592 CDU – 392.6

Capa: Sérgio Campante

Imagem de capa: Stone/Getty Images

Impresso no Brasil

ISBN 85-01-06634-6

PEDIDOS PELO REEMBOLSO POSTAL
Caixa Postal 23.052
Rio de Janeiro, RJ – 20922-970

Dedico com carinho, gratidão e amor ao meu pai pela sua incrível paciência em ajudar uma criança tímida ao extremo como eu fui a sair do quarto escuro e entrar em contato com a vida.

Seu amor, que ficou abrigado dentro do meu coração, representou um ponto de referência e um porto seguro durante toda a minha trajetória de vida.

Agradeço a Marco Polo Henriques, um revisor extremamente perspicaz, interessado no tema e com um ótimo senso de humor. Trabalhar a quatro mãos com ele, com sua incrível capacidade de organização e de síntese, para mim foi um grande privilégio e um imenso prazer.

Sumário

Introdução 11

PARTE I
O poder do desejo

CAPÍTULO 1 O enigma do desejo sexual 15
Contradição: o mel e o fel
Depois da tempestade... mais tempestade
Uma legião de insatisfeitos

CAPÍTULO 2 Desejo: ficção e não-ficção 23
O desejo engana
As diferenças de fuso horário no relógio do desejo

CAPÍTULO 3 Tentações virtuais 29
"Diário virtual"
Equilibrando-se sobre um arame farpado

CAPÍTULO 4 Infidelidade na Internet 37
O que é traição, o que é fantasia
Insanidade virtual
Abra-te Sésamo: eu quero sair

PARTE II
O poder da depressão

CAPÍTULO 5 As fontes da depressão 47
Pensamentos negativos são a máfia da nossa mente
Os tipos de depressão
Forças ocultas e subterrâneas: o que causa a depressão
Sintomas: ligue já para...

CAPÍTULO 6 Anestésicos momentâneos do coração 57
Jogando com a vida
A chave para abrir o cadeado

CAPÍTULO 7 Em busca de ajuda 63
Faxina na mente
Aprendendo a negociar com a sua dor
Vá em frente e aposte em sua vida

CAPÍTULO 8 Superando a co-dependência 73
As brasas latentes
Falso amanhecer: o perigo da recaída
Permissão para viver: a recuperação

PARTE III
O poder das emoções

CAPÍTULO 9 Conecte-se com você 85

Um monstro trancado no armário: ansiedade

Zona interditada: vergonha

CAPÍTULO 10 A força do ciúme 93

O olho da tempestade

Dê uma nova chance ao amor

CAPÍTULO 11 Compreendendo a vingança 99

A fumaça do inferno

As várias faces da vingança

CAPÍTULO 12 Vitórias com gosto de derrota 105

Os prazeres perversos da desforra

Choque de paz

PARTE IV
O poder do sexo

CAPÍTULO 13 Ressuscitando o sexo 115

Sexo entrelaçado com ansiedade

O lado mais fértil da imaginação: fantasias

CAPÍTULO 14 Orgasmo: esse nosso (des)conhecido 123

A excitação sexual

Segredos da virilidade masculina

CAPÍTULO 15 Mudar vale a pena 131

O limiar da resposta sexual

Novas soluções trazem novas esperanças

PARTE V

O poder do amor

CAPÍTULO 16 Amor em jogo 141

Aliados íntimos

Desvios do destino: estragos causados pelo amor romântico

Apertem os cintos: o amor não oferece mais segurança

CAPÍTULO 17 A dupla chama 149

Encurralados no paraíso

Contrato de risco: não blefar

A coragem de amar

Notas 155

Sobre a autora 157

Introdução

O mito romântico da década de 1990, que prometia agonia e êxtase constantes, não nos ensinou que o amor cresce devagar.

Durante a revolução sexual, houve um período de frenesi, como se todos estivessem desesperadamente "em busca do clitóris perdido", como diz um especialista inglês. Essa febre de relações carnais implicou atitudes de fuga, no sentido de não se envolver, não começar nada, dar valor apenas ao passageiro.

No entanto, o sexo recreativo ignora o fato de que o ato de amor pressupõe carinho, confiança, o que leva tempo para criar: certamente mais do que uma noite.

Agora, neste início de século, está começando uma nova época, marcada por uma mudança significativa. A tendência parece ser uma diminuição na quantidade das relações sexuais entre homens e mulheres, conseqüência de uma compreensão de que o ato sexual não é sempre tão extasiante e de uma nova atitude: "Chega de amor com prazo de validade expirado."

Uma possível explicação talvez esteja no fato de os relacionamentos baseados unicamente no prazer não conseguirem sobreviver e desencadearem uma busca interior pela dimensão maior de cada um de nós e por um terreno mais firme para construir uma ligação mais sustentável.

Essa mudança significa, entre outras coisas, que "só o prazer não basta". Ao mesmo tempo, pode estar gerando uma "febre de amor", com uma conotação diferente, algo como: durante a vida o amor é sobretudo amizade, que de quando em quando "pega fogo".

Apesar de todas as dificuldades, muitos seres humanos ainda desejam aquela sensação de criar raízes e de pertencer a alguém, o que só uma relação comprometida pode dar. Vamos entender quais são essas dificuldades (traição via Internet, depressão, ciúme etc.), como também analisar as possibilidades desse novo pacto de não sonegar amor, não deixá-lo perder suas forças.

Chegou o tempo de nos tornarmos amigos e amantes.

PARTE I

O poder do desejo

Capítulo 1

O enigma do desejo sexual

O DESEJO NÃO CONHECE RUMOS CERTOS. COMO A ÁGUA, também não tem uma forma definida. Tentar capturá-lo ou domá-lo é quase impossível, pois ele sempre fugirá, se formará de outro modo, segundo novas imagens, que também não serão definitivas.

Isso acontece porque o fluxo do desejo varia de intensidade o tempo todo, vai e vem. Inclui as preferências de cada um: as mãos, as coxas, as orelhas... "Eu te desejo porque teu corpo me encanta." Cada gesto, cada estremecimento, cada olhar provocam mil erupções.

O desejo é feito de múltiplas entradas e saídas, paradas e recomeços, o que o torna irresistível. De acordo com os especialistas, esse labirinto do circuito erótico é formado por três estágios distintos e seqüenciais: num primeiro momento, há a "combustão" espontânea para o sexo, tão natural quanto a vontade de comer. Essa "combustão" pode ser estimulada de diversas formas: a visão de um corpo atraente, uma cena mais picante apresentada por um filme, a lembrança de uma inconfessável fantasia sexual.

Em seguida, o desejo se dilata cada vez mais, até que todo limite se vê pulverizado. Esse é o estágio da excitação, no qual os amantes não apenas estão pensando em sexo, mas já se encontram fisicamente preparados para ele. Os órgãos do prazer se mexem silenciosamente, o que já indica um estado de volúpia.

A partir daí, a carne chama a carne e não dá mais para resistir à febre que se instala: os amantes são tomados por um impulso incontrolável, apalpam-se, encostam seus terminais nervosos e respiram um ao outro, perturbados pela força desconhecida que cada um representa para o outro.

Descrito dessa forma, o circuito do prazer pode parecer simples e linear, mas na verdade é extremamente complexo. O desejo não está ligado apenas ao despertar da excitação; ele exige uma senha para chegar até a erotização. Cada estímulo desperta todo um espectro de sensações eróticas, no qual certas encruzilhadas levam a retornos incansáveis ou a bruscas mudanças de itinerário.

O menor descompasso ou uma simples falta de ritmo podem levar à perda repentina do desejo e até mesmo ao seu desaparecimento completo, o que explica o número cada vez maior de pessoas que lotam os consultórios de médicos e terapeutas buscando reaver a sua libido perdida.

"Picolé de chuchu"

Entre os homens, uma das queixas mais comuns na hora do sexo é dar a partida no seu "motor de arranque", enquanto para as mulheres a dificuldade de "chegar lá" ainda está entre os principais motivos de uma vida sexual minguada, quando não inexistente.

Na verdade, devido ao estresse da vida moderna, o problema tornou-se ainda mais grave e não se trata apenas da dificuldade em "funcionar" ou em "chegar lá", mas da falta de disposição até para pensar no assunto.

"Comecei a notar que havia algo de errado comigo quando perdi a vontade de fazer sexo com a minha namorada. Nem mesmo a visão de uma garota usando roupas sensuais conseguia estimular o meu desejo. Chegava a me afastar da roda dos amigos quando alguém começava a falar da 'gostosa' que estava na capa da revista."

O exemplo é claro: nada acontece quando o botão de ignição (o desejo) não funciona. Sem ele, o sexo torna-se mecânico e a vida se transforma em uma experiência sem graça, desprovida de sabor, como chupar um "picolé de chuchu" em pleno verão.

Contradição: o mel e o fel

Já na largada da corrida pelo desejo, as mulheres enfrentam uma séria desvantagem: os homens costumam ser totalmente leigos no quesito corpo e alma feminina. Geralmente, agem como se a sexualidade feminina fosse igual à deles, simples, automática; ou seja, pelo fato de conseguirem ficar excitados em cerca de um minuto, acreditam que todas as mulheres funcionam do mesmo jeito.

Na verdade, em matéria de sexo a mulher é muito mais complexa e sua estimulação deve ir além dos órgãos do prazer. O desejo feminino se nutre de fantasias, sendo importante mimar as carícias, reunir, lado a lado, o doce e o salgado, transformar cada olhar, cada sorriso em delícia.

Por ser contraditório, o desejo é sempre uma aventura, um risco para o qual não existe porto seguro. Ele se nutre de provocações e faz os namorantes investirem de muitos modos, acelerando toda sorte de encontros e desencontros: delicados, obscenos, sentimentais, eróticos.

Namorantes, título do meu último livro, são pessoas de carne e osso, gente com fome de gente, precisando urgentemente de cuidados, reciprocidade, prazer e amor.

Nesse sentido, o desejo tenta abolir a ausência, povoar a solidão, preencher a falta, a fome do outro. Contudo, existe sempre uma diferença que separa o desejo da realidade. É como se os namorantes estivessem envolvidos em uma bolha, ao mesmo tempo maravilhosa e dolorosa. Basta alguns segundos para que o olhar do outro seja capturado: "Diante dele, fico em êxtase, mas quando ele desaparece é como se o mundo fosse acabar."

Esse turbilhão de sensações, por si só, basta para desorganizar o processo de aproximação, que normalmente já não é muito organizado. No entanto, na atualidade as pessoas estão se confrontando com uma contradição ainda maior.

O que se diz hoje é que um terço da humanidade não está de forma alguma preocupada com sexo, mas tão-somente com a própria subsistência, ou seja, são pessoas que precisam batalhar arduamente para ganhar o pão de cada dia e não sobra tempo para pensar em mais nada. Os outros dois terços prestam muita atenção na sua vida sexual, mas de forma variada, em maior ou menor grau.

Depois da tempestade... mais tempestade

As restrições ao desejo foram uma verdadeira praga na vida de homens e mulheres ao longo da história. Para os cristãos, o sexo só não era considerado pecado se fosse realizado dentro do casamento e para gerar filhos. Quem quisesse ser um cidadão respeitado, acima de qualquer suspeita, jamais poderia pensar em "coisas feias", sonhar com situações eróticas ou ceder aos impulsos de um simples toque.

Para se ter uma idéia, na primeira metade do século passado, nos Estados Unidos foram lançados produtos, como os flocos de milho Kellogg's, contendo substâncias supostamente capazes de "curar" os desejos carnais. Há cem anos, "pessoas de bem" condenavam a prática do sexo oral por entender que se tratava de uma espécie de doença ou perversão.

Nesse jogo de esconde-esconde, o "valor" de uma pessoa era medido pela sua capacidade de controlar e inibir, com sua mente, o apetite sexual. O sexo feminino sempre foi o mais visado por essa política de repressão. "Mulher séria jamais toma a iniciativa de procurar o homem na cama", diziam nossos avós. Aquelas que sentiam ou manifestavam desejo eram consideradas pervertidas.

Nas últimas três décadas, muita coisa mudou. Depois da revolução de costumes da década de 1970 e do movimento de libertação das mulheres, a visão do desejo sexual sofreu uma verdadeira transformação e se inverteu.

Hoje, impulsionadas pelos meios de comunicação, as pessoas têm a convicção de que o sexo é uma fome natural, algo que faz parte da "natureza" do ser humano e deve ser cultivado livre de ameaças, mitos e preconceitos. Isso pode ser considerado bastante positivo, na medida em que não há mais tanta ênfase no proibido e na culpa.

Contudo, além de considerar o sexo como uma função natural, cada vez mais as pessoas são "obrigadas" a querê-lo. Atualmente, espera-se que todos tenham um interesse constante, firme e inabalável em sexo, da pré-adolescência até a maturidade; ou seja, quem não sente desejo não é normal.

De fato, praticamente todos aqueles que têm um baixo nível de desejo acreditam que sofrem de algum distúrbio ou que têm um problema grave.

A questão é que a própria ciência ainda está tentando descobrir quais são as causas, as razões da baixa e da alta intensidade do desejo e de suas inúmeras oscilações, mas até agora muito pouco se conhece a respeito. Por enquanto, estamos apenas "tateando no escuro".

Uma legião de insatisfeitos

Com todas as *performances,* as demonstrações mostradas pela mídia (revistas, jornais, Internet, televisão), sentir ou não desejo está virando realmente uma paranóia para namorantes de todas as idades. O excesso de informações, às vezes contraditórias, é tão grande, que, em vez de esclarecer dúvidas e solucionar problemas, acaba criando mais inseguranças sexuais e uma legião de insatisfeitos.

Em relação às mulheres, são tantas as histórias passadas, as expectativas, os medos e as lembranças interferindo na atividade sensual e erótica, que não é difícil entender por que elas sofrem três vezes mais de falta de desejo do que os homens.

Estes, por sua vez, devido à tradição machista, também não escapam da pressão, ainda que às avessas. Jamais podem recusar o sexo, mesmo que não estejam com a menor disposição para transar; afinal, precisam garantir sua virilidade, comprovada pelo desempenho na cama. Quando isso não acontece, acabam se sentindo fracassados não apenas sexualmente, mas muitas vezes em outras áreas da vida.

Por outro lado, é preciso muita força de vontade para resistir a tantos apelos. Em qualquer esquina, há um *outdoor* no qual se vê uma mulher seminua ou simulando uma pose sensual. Nas bancas, as capas de revistas transformaram-se em um festival de corpos atraentes e sedutores. Os programas de TV, por sua vez, não medem esforços para estimular no telespectador a curiosidade e o interesse pela vida sexual de artistas e anônimos.

Segundo o psiquiatra e pesquisador norte-americano Stephen Levine, no seu livro *Sexuality in Mid-Life* (*Sexualidade na meia-idade*),[1] a pornografia ou a luxúria, a cobiça e a atração pelos prazeres carnais, estimuladas por toda uma "indústria" que vende imagens e fantasias como se fossem verdadeiras fontes de prazer, criam uma das maiores contradições em relação ao desejo na atualidade.

Ao mesmo tempo que o corpo exposto, ou simplesmente partes dele (bumbum, seios siliconados etc.), provoca um intenso nível de excitação e uma sensação de abundância, de oferta sem limites, as pessoas se sentem cada vez menos realizadas sexualmente e se queixam cada vez mais de solidão.

O mais incrível é que a ditadura do desejo não é apenas uma imposição externa, feita pelos meios de comunicação ou pelo parceiro, mas uma cobrança interior que cada um faz a si mesmo.

Isso significa que, devido a tanto estresse e tantas pressões externas e internas, muitos namorantes hoje não estão se divertindo tanto entre quatro paredes nem se envolvendo de verdade na cama. Em conseqüência, acabam abrindo mão de coisas essenciais, como intimidade, ternura e amor.

Agora, pense no tanto de desapontamento, frustração e lágrimas que isso representa...

Quando o desejo esfria e estamos infelizes no amor ou indiferentes ao sexo, devido a forças ainda misteriosas, acreditamos ser os únicos insatisfeitos na face da Terra, escolhidos para carregar a maior cruz de todas.

É difícil entender que o caminho do prazer é repleto de atalhos e armadilhas, e que perdê-lo de vista e depois reencontrá-lo é algo natural. Os namorantes que sabem disso e conhecem esses altos e baixos sofrem menos, pois estabelecem uma eterna negociação amorosa.

O que não podemos fazer é deixar que o desejo se dilua na rotina ou seja suprimido por sentimentos tóxicos, pois é ele que aquece nossas veias, nos faz flutuar sem esforço e torna a vida infinitamente mais gostosa de ser vivida.

Capítulo 2

Desejo: ficção e não-ficção

"MEU CASAMENTO VIROU UM LABIRINTO DE INCOMPREENSÕES. Cheguei a procurar um terapeuta sexual, e ele disse que eu precisava colocar mais romantismo na relação. Mas como, se eu não conseguia nem mesmo chegar perto do meu marido, tantas eram as mágoas, as raivas cozidas em fogo lento?"

Ao contrário do que se imagina, esse tipo de conflito é cada vez mais comum nos dias de hoje: mulheres que só vão para a cama depois que o marido já pegou no sono; homens que se espantam quando constatam uma súbita indiferença ao sexo; pessoas entorpecidas pelas tensões da vida moderna e sem a menor disposição para um encontro mais íntimo.

Uma pessoa que fica desempregada, por exemplo, pode perder a esperança de uma vida melhor e passar a evitar o sexo de uma hora para outra. Nesse mesmo pacote emocional, mistura-se uma série de outros sentimentos, como a ausência de autoconfiança, frustrações do passado e até a perda de vibração de um relacionamento que foi envolvido pela rotina e a acomodação.

Tudo isso tem, sim, influência sobre o desejo, que, de todos os componentes sexuais, é um dos que mais flutua ao sabor das condições externas. Quando existe uma causa definida, geralmente ela acaba sendo identificada e o conflito é resolvido de maneira positiva: um novo emprego, um caso de doença na família que é superado, um trauma emocional cujas marcas finalmente são apagadas...

O desejo engana

Assim, para que tudo dê certo e o desejo se manifeste, a mente precisa cooperar com o corpo, mas muitas vezes a confusão é inevitável. Os próprios especialistas se referem a esse caminho como um verdadeiro mapa da mina e tentam fazer seus pacientes entenderem que o desejo que sentem é inerentemente conflitual. Faz parte da sua natureza ir e vir, aparecer e desaparecer.

Algumas vezes, o problema pode ser hormonal. As mulheres estão habituadas a esse ziguezague do desejo durante o ciclo menstrual, chegando a variar de um dia para o outro. Esses períodos de altos e baixos são comuns durante toda a vida da mulher.

No entanto, existem determinadas fases em que muitas delas são lançadas no ponto mais baixo dessa montanha-russa, como acontece durante a gravidez e a amamentação. A prolactina, hormônio responsável pela produção do leite materno, inibe os neurotransmissores responsáveis pelo desejo no cérebro. "Tão logo meu bebê nasceu, o desejo sofreu um baque. Em um momento eu me sentia incrivelmente bem, e no instante seguinte eu nem me importava se teria vida sexual novamente."

No caso dos homens, existe a testosterona, conhecida como o hormônio masculino justamente porque eles a possuem em uma quantidade de dez a vinte vezes maior do que as mulheres. Isso por si só explica o fato de viverem pensando "naquilo". Segundo as estatísticas, somente 1% dos homens entre vinte e quarenta anos apresentam deficiência de testosterona, número que sobe para 5% entre os quarenta e sessenta anos e salta para 20% após os 65 anos.

Enquanto alguns apostam suas fichas tentando desvendar a composição bioquímica do desejo, outros tentam solucionar seus problemas recorrendo à terapia e acabam descobrindo que nove em cada dez casos de falta de desejo têm origem em causas psicológicas e circunstanciais. E é nesse terreno movediço que mulheres descobrem diversos motivos para se acharem incompreendidas e homens também alimentam as suas mágoas.

As diferenças de fuso horário no relógio do desejo

É claro que tudo é mais fácil no início dos relacionamentos, quando acontece a paixão. Os namorantes se perguntam "Ontem já acabou?", porque acordam querendo mais, sempre mais. Nessa fase, o desejo brota com a mesma intensidade em que surgem as declarações de amor.

Contudo, passado o período de novidade, o desejo diminui e perde espaço para outros interesses que passam a aflorar, como o trabalho, a educação dos filhos e diversas preocupações do dia-a-dia.

Nessa verdadeira cruzada da vida a dois, muitas vezes ocorrem diferenças de ritmo ou de expectativas em relação ao desejo. O homem pode estar querendo que a sua parceira seja uma "devassa" na cama. A mulher, por sua vez, pode estar interessada em um encontro mais envolvente, não só para "apagar o fogo", mas também para preencher carências afetivas. Muitas vezes, o desejo precisa ser imaginado, fantasiado...

Uma das sensações mais inquietantes do mundo é ir dormir ou acordar ao lado de alguém e perceber que o desejo evaporou. Mas geralmente a chama não apagou; na verdade, entre namorantes ou companheiros de longa data ela está soterrada debaixo de pilhas de ressentimento, desentendimentos não expressos e jamais resolvidos. Todos sabemos que a raiva corrói o desejo.

Divergências à parte, para reduzir barreiras e evitar trincheiras na vida a dois, as pessoas devem buscar o autoconhecimento ou procurar ajuda em uma terapia, para detectar insatisfações de diferentes origens, de modo a não deixar que se acumulem; liberar freios emocionais que emperram a libido; e descobrir novas motivações para o sexo.

Além disso, cada namorante tem que procurar ligar-se àqueles prazeres do outro que também estimulam os seus, passando a cultivá-los, aumentá-los e saboreá-los sem correr para a sua realização imediata. Distrair-se; fazer elogios verdadeiros; dar atenção e não ter medo de pedi-la; esquecer problemas para logo em seguida enfrentá-los; deixar-se cuidar; saber recomeçar...

Seja qual for o caminho escolhido, o importante é não seguir uma programação única, pois o que inflama verdadeiramente os corpos e a alma é o desejo na incerteza do seu destino.

Capítulo 3

Tentações virtuais

CADA VEZ MAIS E MAIS PESSOAS ESTÃO SENDO ATRAÍDAS PELA rede mundial de computadores, a chamada Internet, como uma forma de colocar um tempero em suas vidas.

Algumas estão navegando apenas por diversão, curiosidade ou até mesmo para compensar os momentos de solidão. Outras têm um interesse mais específico e estão determinadas a iniciar um relacionamento com um parceiro virtual, trazê-lo para um universo mais íntimo, ainda que na vida real já exista alguém ocupando esse lugar.

Qualquer que seja a razão, o fato é que muitas dessas pessoas estão sedentas por companhia e excitação sexual. Sentado diante de um computador, um namorante pode comunicar-se a qualquer instante com quem estiver disponível, seja durante o dia ou no meio da noite, pois o espaço cibernético está aberto 24 horas por dia, sete dias por semana, 12 meses por ano.

Na verdade, a ausência das limitações impostas pela

percepção do corpo, que nem sempre está adequado aos "padrões internacionais de qualidade e beleza" (moreno, alto, bonito e sensual/loira, magra, sarada e vitaminada), é justamente o que atrai os internautas para esse ponto de encontro virtual.

Sem a obrigação de revelar o nome ou de fornecer maiores informações sobre a própria reputação, as pessoas se permitem ousar e não pensam duas vezes antes de experimentar novos tipos de conexões, estabelecer triângulos amorosos, "dar uma escapada" sem precisar sair de casa.

Nesse mundo virtual que se move de forma tão veloz, contatos mais íntimos podem desenvolver-se em um simples "teclar" e facilmente adquirir uma conotação sexual.

De fato, a Internet é hoje o lugar onde comunicação e sexualidade se misturam como nunca antes em toda a história, embora no Brasil a televisão ainda seja um referencial muito mais poderoso quando se trata de amor e sexo. Segundo os especialistas em comunicação, essa supremacia da televisão tende a se manter, porque em nosso país somente 10% dos brasileiros estão conectados à rede, sendo que 90% não têm acesso e encontram-se literalmente excluídos desse verdadeiro "troca-troca" de e-mails.

"Diário virtual"

Na arena de encontros da Internet, à exceção do contato físico, não há nada que não possa ser alvo do desejo, nada de que a cobiça não possa se apoderar. O corpo virtual não se divide, tal como o real, em órgãos de prazer e órgãos neutros. Tudo ou qualquer coisa é desde logo motivo de excitação: descrever uma peça de roupa, dividir pensamentos picantes, incluir uma terceira pessoa no circuito enquanto se mantém um contato íntimo on-line.

Outro ingrediente fascinante desse correio eletrônico sensual é a oportunidade que cada um tem de se perceber em um papel diferente sem a necessidade de se preocupar com o que os outros vão pensar. "Um dia eu sou a caça, no outro, o caçador..."; "Sinto como se estivesse brincando com fogo, mas sem o menor risco de me queimar".

De fato, os amantes cibernéticos relaxam suas defesas muito rapidamente porque se sentem mais seguros no espaço cibernético. Eles sabem que é praticamente impossível verificar, testar a realidade, daí a facilidade de dar asas à imaginação, viajar, atrair, seduzir e provocar o corpo daquele que está do outro lado da tela.

A tensão e a química sexual se intensificam devido às frases excitantes do correio eletrônico e à impossibilidade do contato físico: "Que tal nós dois numa banheira de espuma?"; "Quando faço amor com minha esposa, estou pensando em você..."

A idealização romântica, por sua vez, também faz parte da comunicação feita pelo computador. Somente ali é possível encontrar o amor correspondido, o amante perfeito, o confidente de todas as horas. "Nunca me senti tão à vontade para falar sobre mim como quando entro em contato com você."

Isso faz da Internet um verdadeiro "diário virtual", no qual as pessoas registram seus pensamentos proibidos e paixões mais secretas, abrem seus corações, destrancam as portas do passado sem restrições, dizem coisas que fariam suas orelhas queimarem se estivessem frente a frente.

Mistério, erotismo, curiosidade e excitação são as peças fundamentais desse universo recluso, que se torna uma verdadeira bomba-relógio quando ultrapassa os limites do computador e passa a afetar o mundo real à nossa volta.

Convite à traição

Desde que o mundo é mundo, amor e traição tendem a florescer onde as pessoas se juntam. Assim foi que a Internet acabou se transformando, de um lado, no ponto de encontro para uma população mundial de românticos; de outro, num eterno convite para a traição.

Segundo as terapeutas norte-americanas, Marlene Maheu e Rona Subotnik, no seu livro *Infidelity on the Internet* (*Infidelidade na Internet*),[2] as relações que se formam na Internet, apesar da ausência do contato físico, podem ser tão cativantes que chegam a ameaçar relacionamentos estáveis na vida real. Isso porque compartilhar experiências e fantasias sexuais no espaço virtual pode ser mais excitante e provocar uma sensação de intimidade maior do que ter uma relação sexual em casa com o "parceiro nosso de cada dia".

Da mesma forma, é mais fácil se apaixonar quando não temos que lidar com hábitos e manias irritantes que só fazem o outro perder pontos na escala do parceiro ideal.

Além disso, o segredo que cerca o romance e o sexo virtuais também adiciona outros ingredientes "irresistíveis" para muitos. A parede intocável de mistério que rapidamente envolve as comunicações na Internet induz a atividades fortuitas (entrar na rede quando o marido está trabalhando ou enquanto a parceira está assistindo à televisão), proibidas (acessar a Internet enquanto a esposa está colocando as crianças na cama ou enquanto o parceiro está ao telefone, na mesma sala).

Nesse jogo de dissimulações, a excitação de um namorante cibernético pode atingir picos inimagináveis, impulsionada pelo perigo de ser descoberto ou mesmo pego em flagrante.

Equilibrando-se sobre um arame farpado

Quando descoberto, o romance virtual acaba tendo um impacto dramático na vida de pessoas de carne e osso, não apenas para quem trai e é traído, mas para todos os envolvidos.

Os efeitos das ações impensadas de uma única pessoa podem atingir todos os membros de uma família, tanto no presente quanto no futuro. Anos depois de terminado um caso virtual, o computador ainda pode guardar vestígios suficientes para abalar a reputação de um respeitado chefe de família.

A experiência é ainda mais devastadora quando um dos parceiros descobre a traição do outro e ameaça se separar.

Piores são os casos em que as mensagens "coloridas de tesão" são acessadas por acaso pelos filhos adolescentes. Sentem-se diante de uma espécie de "transplante de personalidade". "Que pai é este?", eles se perguntam. "Na minha frente, age e fala de uma maneira, mas pelas costas, quando ninguém está vendo, comporta-se de forma tão inexplicável..."

Então, ficam confusos e não sabem em que terreno estão pisando, como se o tempo todo tivessem que se equilibrar sobre um arame farpado.

"Um belo dia, enquanto tentava limpar seu computador, encontrei um monte de e-mails de uma mulher para o meu marido e também dele para ela. Naquele momento, senti como se o meu relacionamento tivesse acabado."

Há situações em que a mulher, após vinte anos de casamento, se vê diante de um completo desconhecido, capaz de levar adiante as fantasias mais exóticas (homossexuais, sadomasoquistas, sexo grupal), registradas em sua caixa particular de e-mails. "Quando lembro, sinto até vontade de vomitar. Ele, é claro, disse que tudo aquilo era uma mera distração e ainda assumiu o papel de indignado porque eu tinha ido mexer no que não era da minha conta!"

Parceiros traídos normalmente têm muitas suspeitas e lançam mão de toda sorte de recursos para confirmá-las. Como os meios de enganar o outro estão se expandindo, quem está com a pulga atrás da orelha não hesita em começar um verdadeiro trabalho de detetive, de busca e apreensão de provas (descobrir a senha para entrar na caixa postal do celular, rastrear e-mails enviados e recebidos etc.). Quando descobrem as incontáveis mensagens, as inúmeras confissões, as impensáveis declarações, as cartas de amor enviadas por ex-amantes cibernéticos rejeitados, aterrissam violentamente na realidade e sentem que seu mundo desabou.

Na verdade, a Internet é só a ponta de um *iceberg* que esconde centenas de frustrações acumuladas, desejos inconfessáveis, prazeres insanos. Muitos ficam brincando de encontrar o parceiro ideal e, de repente — não tão de repente —, perdem a cabeça e vão ao seu encontro. Não raro, um dos dois se envolve para valer, mas, quando se dá conta, o outro já evaporou...

Outros chegam a compartilhar problemas íntimos da vida a dois com estranhos, colocando-se em uma situação de total vulnerabilidade. Há ainda aqueles que desejam ter um "caso virtual" apenas para quebrar a rotina do dia-a-dia e acabam deparando com criminosos que só pensam em satisfazer seus instintos mais cruéis. Protegidos pelo anonimato, tiram proveito dos mais desavisados, o que prova que a infidelidade na Internet pode ser tão perigosa quanto fora dela.

E o que deveria funcionar como uma simples válvula de escape acaba se transformando em uma grande fonte de desilusões, culpas, desapontamentos, uma verdadeira rede na qual muitas pessoas se vêem enredadas e sem saber como sair.

Capítulo 4

Infidelidade na Internet

TODAS AS PESSOAS NECESSITAM DE ATENÇÃO E, SE NÃO ESTÃO conseguindo isso em casa com o parceiro oficial, seja pela razão que for, é possível que procurem em outro lugar.

O espaço virtual tem sido um dos mais procurados, porque a Internet é uma grande "porta da esperança" que acena para todos com a possibilidade de encontrar alguém especial e levar adiante um caso emocional ou sexual. Nela, as pessoas podem fazer visitas freqüentes, conhecer todo tipo de pretendentes e até se esconder.

Os medos típicos, por sua vez, também desaparecem, afinal é possível mascarar a própria identidade (idade, classe social, aparência física). Basta saber digitar, entender um pouco da linguagem utilizada e entrar na rede. E o mais prático de tudo: não é preciso guiar um carro último tipo para impressionar, comprar um perfume importado, pagar um jantar cinco estrelas, arcando apenas e tão-somente com a mensalidade do provedor.

Uma contradição da Internet, que muitos não conseguem entender, é como pode ser possível envolver-se com alguém desligando essa experiência do toque amoroso, da troca de carícias diretas.

Na verdade, sentir um orgasmo sem ser tocado pelo parceiro não faz com que ele seja menos intenso. Intimidade, romance, sexo, ainda que só por meio de mensagens eróticas, constituem o tempero de uma relação e também são forças muito poderosas. Além disso, o envolvimento entre os amantes virtuais é ilimitado, ardente, desregulado e livre de qualquer juízo.

Nessas condições, nas quais não existem limites físicos (idade, aparência) nem morais (cultura, religião, costumes), uma conquista on-line pode transformar-se muito rapidamente em um caso doloroso de infidelidade, afinal ela tem todos os elementos de uma traição real: falsidade, segredo, fantasia e prazer sexual.

Mas como julgar se os namorantes cibernéticos estão realmente enganando seus parceiros da vida real e traindo sua promessa de ser fiel ou apenas experimentando um tipo de brincadeira nova, excitante, proibida e divertida?

O que é traição, o que é fantasia

Quando a tecnologia e a tradição entram em choque, é difícil manter a sensatez e delimitar claramente o que é fato e o que não passa de ilusão de ótica ou robótica.

Namorantes cibernéticos se questionam se o fato de

manterem um romance virtual significa que estão traindo seus parceiros na vida real. "Será que eu estou sendo infiel porque tenho orgasmo enquanto troco e-mails na Internet?"; "Meu marido já não faz amor comigo. É errado procurar alguém que me dê prazer no espaço cibernético?"

As dúvidas são muitas e o sentimento de culpa quase sempre é inevitável, sobretudo naqueles casos em que o parceiro da vida real considera qualquer tipo de paquera na Internet uma traição, mesmo que nunca tenha havido um encontro ao vivo e a cores.

De qualquer forma, a traição virtual apresenta muitas diferenças em relação à traição real, conforme indicam pesquisas recentes. Quando existe uma relação extraconjugal efetiva, o parceiro traído tem uma sensação muito forte de que há mais alguém presente na relação; já no caso de um caso cibernético, fica difícil saber se o outro existe de fato ou é apenas um "amante fantasma", fruto de uma mente incrivelmente fantasiosa.

Outra diferença fundamental apontada por especialistas é que as traições cibernéticas são mais fáceis de esconder. O parceiro "traído", bem como as pessoas da família ou os amigos, tem uma mínima chance de descobrir o "delito", pois fazer contato não exige sair de casa, correr o risco de ser flagrado em público ou contrair despesas inexplicáveis.

Por outro lado, assim como vêm, os amores virtuais também se vão. A realidade de outro ser humano pode ser tão diferente da fantasia que muitas vezes casos cibernéticos terminam no primeiro encontro, numa fração de segundo, bastando apenas um único olhar.

Por isso, namorantes cibernéticos pensam duas vezes antes de matar a curiosidade e aceitar a passagem de avião, mandada de graça, para encontrar seu "amante-fantasma" que mora numa cidade distante ou em qualquer outro lugar do planeta. Muitos relatos confirmam que a maioria dos encontros marcados entre amantes virtuais acaba se transformando em motivo de grande desapontamento.

Para aqueles que acreditam ter encontrado o verdadeiro amor navegando na Internet, é importante lembrar que um beijo virtual não passa de um beijo virtual. Melhor ou pior, será sempre diferente de um beijo real, que movimenta dezenas de músculos e, não por acaso, é considerado pelos mais sábios como o termômetro da paixão.

Além disso, romances virtuais não permitem um desenvolvimento pleno da intimidade seguido de um compromisso, ingredientes essenciais para um verdadeiro amor. Intimidade verdadeira exige encontros cara a cara, o que requer muita coragem, afinal ficamos mais vulneráveis sem a proteção da tela do computador.

Insanidade virtual

Passar horas na Internet tendo conversas picantes pode ser só um passatempo ou uma obsessão virtual com exigências e tentações difíceis de controlar. Com todas as facilidades do computador ao alcance da mão, evidentemente a tentação é maior, porque num simples teclar de dedos é possível passar de uma cantada básica para o sexo cibernético.

"Tudo começou com uma brincadeira no meio da tarde, mas de repente eu me vi profundamente envolvido. Era como se a minha imaginação tivesse sido incendiada pelas chamas de um vulcão. Passava horas no telefone, marcava encontros às cegas, praticava sexo anônimo a torto e a direito."

Seja qual for a situação, jamais devemos subestimar o poder da tecnologia, uma verdadeira fábrica de ilusões que pode distorcer a realidade de muitas maneiras, tanto sutis como extremamente perigosas. Quanto mais estressado, carente, solitário ou maluco por sexo for um internauta, mais chances ele terá de se tornar uma vítima da insanidade virtual. Nesses casos, a sedução do mundo cibernético costuma ser tão intensa que a pessoa esquece completamente das conseqüências.

Alguns colocam tanta energia emocional na suas investidas virtuais que, quando se dão conta, já estão vivendo em dois mundos: na rede e fora dela. Muitos deles já eram comprometidos na vida real e alegam que só estavam procurando por aquele famoso "algo mais" fora da rotina. Como resultado, acabam tendo os dois tipos de amante ao mesmo tempo, o real e o virtual, indo de um para o outro e se divertindo com a fluidez das trocas.

Há também aqueles que vivem em casamentos falidos e procuram a Internet como uma válvula de escape. Na verdade, construíram diversos muros de sustentação ao longo da vida a dois e não conseguem se desvencilhar do peso desse concreto todo: bens, família, filhos etc. Alguns estão perdidos; outros, desesperados, porque não sabem mais o que fazer para melhorar seu relacionamento ou sair dele. Para esses casos mais difíceis, o meu livro *Encontros, desencontros & reencontros*[3] pode ser útil, pois nele explico em detalhes os dilemas da traição e como procurar ajuda para superá-los.

Uma outra categoria de internautas é formada por namorantes que estão em busca de um parceiro de verdade. Sem dúvida, a Internet pode ser uma forma conveniente e relativamente segura de preencher essa necessidade, desde que você tome as devidas precauções (especificar bem o biotipo, a personalidade e a condição social do companheiro que procura, marcar encontros rápidos de preferência em lugares públicos e movimentados, evitar fornecer o número de telefone antes de uma "conferida" cara a cara).

Abra-te Sésamo: eu quero sair

Como se desligar do desejo intenso de ler o e-mail daquela pessoa que lhe desperta tanta paixão? Como romper um caso na Internet e procurar satisfação na vida real?

As respostas não são simples, até porque a Internet ainda é um aparato muito recente em nossa sociedade, sendo difícil medir o seu grau de influência ou de "estrago" nas relações entre os casais.

Alguns companheiros não fazem a menor questão de gastar energia para melhorar seus compromissos reais. Antes, preferem aliviar suas tensões e frustrações dando uma "rapidinha" virtual com um estranho na Internet, a qualquer hora.

Tais "escapadas" podem vir a ser interpretadas como traição ou como uma masturbação sem conseqüências pelo parceiro da vida real, dependendo do tipo de "conversa" registrada pelos e-mails, da fase em que o casamento se encontra e até da maneira como o casal lida com a questão das fantasias.

Estas, por si sós, somente podem ser consideradas como algo nocivo quando passam a ser confundidas com a realidade, viram obsessões ou prejudicam alguém. De qualquer modo, a Internet ou qualquer outro universo imaginário sempre ficará devendo à experiência humana certas qualidades essenciais da relação a dois, como o compromisso e o respeito mútuo que só podem existir quando um conhece profundamente o outro.

O bom disso tudo é que a escolha depende só de você. Atualmente, mais do que nunca todos temos a oportunidade de tomar novas decisões, conhecer pessoas diferentes e determinar nosso destino.

Certamente, não é uma tarefa fácil e os custos são altos. Por isso, ao tomar sua própria decisão é bom ter consciência de que a Internet usada como correio amoroso, por si só, não representa um monstro de sete cabeças.

Trata-se de um veículo poderoso, um meio para se alcançar um fim, mas tudo depende de como é utilizada, afinal as intenções, os valores e as expectativas de cada um podem gerar marcas profundas no coração dos namorantes internautas e das pessoas que mais amam.

PARTE II

O poder da depressão

Capítulo 5

As fontes da depressão

ÀS VEZES, DIZEMOS QUE ESTAMOS DEPRIMIDOS, MAS NA VERdade o que sentimos é uma momentânea falta de alegria, de coragem e de energia, uma espécie de "cansaço" na alma. Esses momentos são comuns na trajetória de todo ser humano, afinal a vida sempre vai ter suas lanças e flechas enviadas pelo destino e que podem nos machucar.

Contudo, isso não significa que estamos todos condenados a sofrer de depressão. Na maioria dos casos, essas fases de desânimo são passageiras e não vão além de um acesso de tristeza ou tédio provocado por uma sensação de vazio interior, um estado que eu chamo de "mini-deprê". Quando nos sentimos assim, o suprimento de alegria é mínimo, mas não podemos dizer que estamos realmente doentes, sofrendo de depressão.

Para você entender a diferença, imagine que, enquanto um otimista constrói castelos no ar e um pessimista passeia pelos seus calabouços, a pessoa com depressão constrói uma prisão para si mesma na terra, tranca-se e não sabe onde colocou a chave.

De fato, a depressão é uma doença que rouba o significado da vida. Segundo o psiquiatra norte-americano Harold Bloomfield, no livro *How to Heal Depression* (*Como Curar a Depressão*),[4] a pessoa deprimida se vê presa num círculo vicioso: à medida que a depressão não tratada piora, ela vai se convencendo de que a vida é um fardo pesado demais ou não vale a pena ser vivida.

Pensamentos negativos são a máfia da nossa mente

A confusão mental é alimentada por pensamentos negativos que, quando estamos deprimidos, são nossos maiores inimigos. Assim, perguntas como "o que adianta?", "quem se importa?", além de sentenças do tipo "não há saída" e "ninguém ama ninguém" costumam atormentar a mente das pessoas deprimidas.

Embora quem passe por uma experiência desse tipo se sinta temporariamente deserdado de toda felicidade do mundo, incapaz de dar e receber amor, é importante dizer que a pessoa não tem culpa por sofrer de depressão. Igualmente, essa doença não é um castigo de Deus, que supostamente a teria escolhido para que a humanidade expiasse seus pecados.

Uma predisposição para a depressão pode, sim, ser hereditária, transmitida de geração para geração. Além do mais, a vida está cheia de solavancos, baques e colisões que não podem ser evitados. Sendo assim, não é surpreendente que um ou vários desses impactos desencadeiem uma depressão.

Felizmente, já existe tratamento eficaz para essa doença. Da mesma forma que as pessoas tomam penicilina para curar uma pneumonia, insulina para controlar o diabetes, a depressão pode ser combatida com a ajuda de medicamentos antidepressivos. Esses remédios surgiram há cinqüenta anos e são apontados como verdadeiras "drogas milagrosas".

O tratamento, por sua vez, pode ser considerado uma bênção de Deus, uma vez que a maioria das pessoas reage bem aos medicamentos e já começa a sentir um alívio em questão de semanas, voltando aos poucos a sentir o calor da vida correndo em suas veias.

Os tipos de depressão

O deprimido é um eterno fugitivo. Mas, ao contrário do que acontece nos filmes hollywoodianos, repletos de cores e efeitos especiais, ele não sabe para onde ir. Na sua bagagem, carrega uma série de sentimentos, passados, amarrotados e muitas vezes disfarçados como culpa, raiva, vergonha.

Nessa fuga constante, a depressão se apresenta como uma pseudo-aliada: sua função, como indica a própria palavra, é deprimir, encobrir, subjugar, mascarar todos aqueles sentimentos tóxicos que impedem a pessoa de respirar.

Enquanto essa falsa aliada ajuda a ocultar ou negar esses sentimentos, ela também torna a pessoa incapaz e imobilizada, suga a sua energia e faz com que se sinta sem esperança de encontrar uma saída, um caminho alternativo para a sua dor emocional.

De uma maneira bem simplificada, podemos dividir a depressão em três categorias distintas: típica, atípica e crônica. A depressão mais grave, por sua vez, que é responsável por uma quantidade imensa de sofrimento emocional, mental e físico, não será abordada neste livro. Ela personifica um verdadeiro inferno moderno, sem diabos nem caldeirões ferventes, mas no qual se sofrem mil dores que "queimam" a alma. Precisamos de muita ajuda e coragem para apagar este tipo de incêndio.

A "depressão típica" é aquela cujas fases são bastante definidas, ou seja, ela tem um começo, um meio e um fim. Se não for tratada, pode durar de seis meses a um ano, desaparecendo após esse período. No entanto, infelizmente pode retornar. Os sintomas mais comuns são distúrbios de sono (insônia) e de alimentação (falta de apetite), além de tédio, fadiga, frustração e desinteresse generalizado: "Não tenho vontade de nada. Não consigo sentir prazer nem usufruir a vida."

Já a "depressão atípica" apresenta sinais que parecem ser o inverso do que se considera uma depressão típica. Em vez de dormir menos, a pessoa passa mais tempo na cama; em lugar de emagrecer, engorda; ao invés de sentir-se fatigada, mostra-se muito agitada.

A agitação é, na realidade, uma necessidade da pessoa de estar ativa para se distrair dos sentimentos de contínua ansiedade. Por exemplo: homens e mulheres que fazem tudo para se manter ocupados 24 horas por dia geralmente usam essas "ocupações" para esconder a depressão. Têm tão pouco tempo para si mesmos que não encontram oportunidade para enfrentar ou experimentar os sentimentos "adormecidos". No entanto, existe um quê de desespero nas suas atividades, que os impede de gostar verdadeiramente do que fazem.

Embora estejam aparentemente ativos e não consigam parar quietos um minuto, eles também estão muitas vezes próximos de um colapso, vítimas de uma inquietação que lhes atormenta e corrompe seu pensamento lógico.

A "depressão crônica", por sua vez, é uma depressão latente, ou seja, de baixa intensidade e, por isso mesmo, chega a durar anos, décadas e até a vida inteira. Pode não apresentar nenhum sintoma sério, debilitante, mas ainda assim costuma interferir nos relacionamentos amorosos, no trabalho, nas relações familiares e nos mais diversos aspectos da vida. Para as pessoas com esse problema, nada tem muito sabor, tudo parece sem graça, não existem surpresas. Além disso, a opinião dos outros e o medo da desaprovação tolhem a ação.

Em todos esses casos, é importante que a pessoa procure se ajudar, aprendendo a expressar seus sentimentos, pois o silêncio é um grande aliado da depressão, seja ela típica, atípica ou crônica.

É bom também procurar apoio emocional. Nesses casos, o tratamento terapêutico é muito valioso, pois ajuda a "desreprimir", ou seja, expressar as lembranças dolorosas, botar para fora aquilo que está machucando e permitir que outros tipos de sentimentos brotem em seu lugar. A terapia também colabora para desenvolver a coragem necessária para lutar contra esse inimigo tão íntimo.

Forças ocultas e subterrâneas: o que causa a depressão

O cérebro humano é o mais intrincado e complexo centro de comunicações do planeta. A cada segundo, 10 bilhões de neurônios (células do cérebro) trabalham a nosso favor, transmitindo bilhões de mensagens, sem que para isso precisemos mover um único músculo.

Neste incrível terminal de informações, os mensageiros bioquímicos ocupam um lugar de destaque e são conhecidos como neurotransmissores. Quando eles se encontram em níveis adequados, o cérebro funciona harmoniosamente e as pessoas tendem a se sentir bem, cheias de esperança, propósitos de vida, e conseguem caminhar na direção apropriada. Embora sempre esbarrem nos altos e baixos da existência, no conjunto saem ganhando, com a auto-estima elevada e uma boa dose de confiança em si mesmas.

Existem dúzias de neurotransmissores diferentes, e as pesquisas vêm mostrando que o nível inadequado de alguns, como a serotonina e a dopamina — diretamente relacionadas aos sentimentos de humor e prazer —, pode ser uma das causas da depressão. Nesse caso, a medicação antidepressiva apresenta resultados promissores, fazendo o cérebro voltar a funcionar de forma equilibrada e restaurando o bem-estar.

Outra causa bastante conhecida da depressão é o sentimento de ansiedade que aflige milhares de pessoas ao longo da vida. A ansiedade nos coloca em contato com outros sentimentos muito assustadores, como raiva, medo, culpa, ódio de si mesmo, desesperança, desamparo, na maioria das vezes insuportáveis para quem não tem uma capa de super-herói ou uma armadura à prova de balas.

Na tentativa de encobrir esses sentimentos e também a ansiedade, que costuma ser o mais angustiante deles, a pessoa pode tornar-se depressiva, pois encontra nesse caminho a única forma de lidar com a dor.

Há ainda fatores diversos que desencadeiam a depressão: uma infância traumática, problemas mal resolvidos, uma grande perda, estresse, doenças graves, dificuldades econômicas, abuso de álcool ou drogas, entre outras infelicidades e desgraças comuns ou incomuns da vida.

Por outro lado, não se pode esquecer que muitas vezes ficamos deprimidos e nem sabemos bem o porquê. Geralmente, essas forças ocultas e subterrâneas tendem a aflorar nos momentos em que nos sentimos mais vulneráveis ou em perigo. Enquanto uns revertem essa energia a seu favor e conseguem guiar-se através do risco e do medo, outros sucumbem e se vêem aprisionados pela depressão.

Sintomas: ligue já para...

A queixa mais comum apresentada aos médicos pelas pessoas deprimidas é a tal fadiga. Mais do que ficar cansado ao longo do dia, sofrer de fadiga é já acordar sentindo-se exausto. Aqui vale um alerta para aquelas pessoas que estão sempre reclamando de falta de motivação, dificuldade de concentração e que vivem adiando as tarefas infinitamente: esses sintomas também podem ser manifestações de depressão. A sensação é a de estar num barco sem remo.

Além da inércia física, a depressão também provoca uma fadiga mental. É como se a mente estivesse trabalhando no seu limite, então a pessoa passa a ter dificuldade até para pensar, concentrar-se ou tomar decisões.

A fadiga emocional, por sua vez, costuma manifestar-se por meio de um sentimento insuportável de irritabilidade e vontade de se isolar: "me poupem"; "eu não agüento mais"; "calem a boca"; "saiam de perto de mim".

A maioria das pessoas que sofrem de depressão também apresentam algum tipo de distúrbio do sono. O mais comum é a famigerada insônia, que por ser tão comum já virou até título de programa de rádio nas madrugadas afora.

Na verdade, existem basicamente três tipos de insônia: a demora excessiva para adormecer (ficar rolando de um lado para o outro em torno de uma hora ou mais), o sono entrecortado, com três ou mais despertares durante a noite, e a dificuldade de voltar a dormir.

Por outro lado, há pessoas que apresentam um sintoma inverso, mas que também caracteriza a depressão: chegam a dormir 10, 12, 14 horas durante a noite e ainda repousam durante o dia, o que na verdade indica uma tentativa de evitar o contato com a realidade: "A vida está tão difícil que é melhor dormir para não ver."

As desordens alimentares também estão entre os sintomas mais comuns de depressão, como, por exemplo, comer demais até que o corpo fique perigosamente acima do peso (obesidade) ou fazer regimes absurdos que podem levar à magreza extrema (anorexia nervosa). Em ambos os casos, não se trata de falta de força de vontade, caráter ou disciplina, mas sim de doenças graves que precisam ser tratadas com urgência. Quando a depressão está associada a esses transtornos, é indispensável um tratamento médico.

O medo é outro componente da depressão. Para evitar um sentimento de temor de que algo terrível está para acontecer, a pessoa se deprime, congela seu sentimento, fica insensível, convertendo toda a sua dolorosa ansiedade em uma nuvem negra que se instala sobre a sua cabeça e a acompanha em todos os lugares como uma sombra.

Vale lembrar que o tédio freqüentemente também anda de mãos dadas com a depressão. Todos sabemos que ficar desligado pode servir para suavizar nossa ansiedade diante das exigências e pressões que as outras pessoas estabelecem para nós. O pior é que, com o tempo, costumamos internalizar essas exigências e cobrar de nós mesmos o impossível.

Diante desses inimigos tão poderosos, não podemos vacilar: ou decidimos encarar nosso problema, ou nossa aventura de sentir e de viver termina aí. Costumo dizer que o melhor da vida começa depois que o pior foi aceito. Então, busque ajuda, pois ao reconhecermos e entendermos esse processo, certamente ficará mais fácil lidar com ele.

Capítulo 6

Anestésicos momentâneos do coração

O PSIQUIATRA NORTE-AMERICANO HAROLD BLOOMFIELD, JÁ citado anteriormente, explica em seu livro que a depressão pode ser uma fonte de sofrimento emocional, mental e até físico bastante difusa, que se espalha em todas as direções. Resultado: você sente que alguma coisa está errada, mas não sabe exatamente o que é. Nesse estado de ansiedade, angústia e sofrimento intensos, é difícil a pessoa não buscar algum alívio para a dor, como as drogas ou o prazer sem limites.

Como todos sabem, o álcool é o "anestésico" mais comumente utilizado para aliviar as "dores da alma". Namorantes de todas as idades se autoprescrevem doses e mais doses de bebidas alcoólicas na ilusão de conseguirem a cura num estalar de dedos ou em um simples gole. Para isso, contam com o fato desses "anestésicos" serem socialmente aceitos e facilmente encontrados.

Contudo, já está comprovado que o álcool tem um efeito altamente depressor do sistema nervoso. Após um breve período inicial de euforia, ele só faz piorar a depressão. No dia seguinte, a pessoa não agüenta o mal-estar e acaba voltando a beber. Isso é particularmente verdadeiro no caso daqueles que consomem bebidas até obterem um total esquecimento daquilo que os aflige.

Outras drogas, legais ou ilegais, são muitas vezes utilizadas inadequadamente por pessoas deprimidas a fim de amortecer sintomas específicos. Mas, infelizmente, essas drogas não tratam das causas que estão por trás dos sintomas.

Assim, vários tipos de estimulantes, tranqüilizantes ou soníferos acabam se revelando altamente ineficazes no combate à depressão, podendo inclusive piorá-la. Isso torna ainda mais sério o alerta contra a automedicação em caso de depressão, até porque os remédios somente podem ser comprados com receita médica e as dosagens têm de ser muito precisas.

O cigarro, por sua vez, pode ter tanto um efeito estimulante como depressor, conseqüentemente costuma ser utilizado pelos fumantes para "regular" seu próprio ânimo, levando-o para cima, para baixo, ou fazendo-o oscilar continuamente numa espécie de vaivém.

Contudo, infelizmente a nicotina é uma das substâncias que mais causam dependência, levando a pessoa a apresentar alterações de humor insuportáveis quando não está presente. Além disso, pesquisas recentes demonstraram que os fumantes têm três vezes mais chance de ficarem deprimidos do que aqueles que não chegam nem perto do cigarro.

As estratégias para apagar a dor podem ser de natureza diversa, fora da área química. Sabe-se, por exemplo, que as pessoas são capazes de recorrer a qualquer artifício com o intuito de se livrarem de uma depressão não tratada.

Para amortecer o sentimento de culpa ou a dor emocional constante, pode-se recorrer a um comportamento que cria dependência, como abusar dos prazeres da mesa, praticar sexo compulsivamente, passar horas a fio em frente à televisão, perder o que tem e o que não tem numa mesa de jogo.

A idéia que está por trás dessas atitudes é "distrair-se até morrer", pois a pessoa que está com depressão acredita que não tem mais nada a perder. Assim, aquilo que poderia ser bom e positivo, como ter fé em Deus e percebê-lo como uma fonte preciosa de energia, ou aquilo que poderia ser uma forma deliciosa de prazer, como alimentar-se ou fazer sexo, pode tornar-se uma fuga, uma maneira de encobrir, de disfarçar e de não lidar com o problema principal.

Outros, quando experimentam os sentimentos associados à depressão, em geral tentam entender as causas do que está acontecendo, procurando-as dentro de si mesmos ou fora.

Os que olham para dentro tendem a se sentir culpados ou envergonhados por alguma experiência que tiveram no passado: "Se eu não tivesse agido daquela forma, tudo seria diferente..." Neste caso, voltam sua energia contra si mesmos e são cruelmente criticados por uma voz interior inimiga, que se manifesta quase ininterruptamente durante a depressão: "você nunca vai sair dessa", "você não merece ser feliz", e assim vão afundando.

Já os que olham para o que está à sua volta tendem a ser tomados pela raiva, desprezando a tudo e a todos. Podem ficar extremamente destrutivos, cínicos, irônicos. Diante de um quadro assim, a própria pessoa precisa questionar a sua raiva e tentar retirar dela o componente destrutivo, deixando apenas aquela força motriz que pode libertá-la do passado, das suas lembranças dolorosas.

Nós somos prisioneiros de tudo aquilo que não conseguimos aceitar. Essa força que a raiva produz é tão potente que pode impulsionar-nos para a frente, é tão poderosa que pode tirar-nos do buraco, empurrar-nos para cima e para fora. Muitos pensam que "a vingança é ser feliz", e assim adquirem coragem para lutar.

Há ainda aqueles que fazem da sua existência um muro de lamentações, reclamando horas sem fim da própria vida, normalmente para outras pessoas também deprimidas. Juntam-se em bares ou ficam horas ao telefone. A regra é: "Você me conta as suas desgraças, mas depois ouve as minhas." E assim cada um despeja seu caminhão de lixo emocional e torna-se o depósito do outro; só que isso logo se transforma em um círculo vicioso e ninguém sai do lugar. Ambos ficam prisioneiros em uma batalha contra si mesmos, eternamente empatada.

Certas pessoas entram em depressão devido a uma constante repressão e omissão dos próprios sentimentos, quase sempre associados a expectativas impossíveis, fantasias improdutivas e conflitos intermináveis dentro da sua própria cabeça.

Pensam demais antes de agir, pois têm mania de perfeição e inconscientemente estão sempre se comparando com um ideal "pré-fabricado" de como deveriam ser. No entanto, quando percebem que seu sonho de perfeição é inalcançável, passam a se atacar e a se menosprezar terrivelmente. Fazem o que eu chamo de "operação massacre" contra si mesmas.

Nesses casos, a terapia medicamentosa associada à psicoterapia pode ser de grande valia, pois essas pessoas necessitam de ajuda para retirar as algemas que estão impedindo sua saída da prisão.

A chave para abrir o cadeado

A depressão não permite que a pessoa aceite a responsabilidade de criar a própria felicidade. Todos sabemos que o sofrimento ou a dor constante interfere na capacidade de lidar com a vida, de lutar pela sobrevivência.

Felizmente, a maioria dos seres humanos tem internamente a possibilidade de procurar soluções para os seus problemas, às vezes apenas reconhecendo que precisam de ajuda para enfrentar a loucura da vida e, principalmente, buscando-a no lugar certo.

O problema é que a depressão costuma alterar o nosso poder de percepção, fazendo com que não enxerguemos o mundo e a nós mesmos de forma adequada: "Não adianta tentar... A chave desapareceu." E, assim, produzimos avaliações e julgamentos equivocados.

Além do mais, uma enxurrada de pensamentos negativos também tende a aflorar: "ninguém me ama", "a vida é injusta", "eu sou um fracasso". Para alguns, como já expliquei, eles podem representar apenas um mau hábito, enquanto para outros os maus pensamentos podem induzir a uma compulsão (comer, beber, correr exageradamente), comportamentos que adquirem vida própria e não conseguimos controlar.

Esse círculo vicioso somente é rompido quando deixamos de "sentar na beira da calçada", para ficar morrendo de pena de nós mesmos, e começamos a acreditar na nossa própria força. No início, pode ser que você precise de alguém ou alguma coisa para "ligar o seu motor". Mas, aos poucos, dando um passo de cada vez, você será capaz de tomar a iniciativa por conta própria, aprendendo novos hábitos de pensar e agir.

Não se trata de uma cura milagrosa ou cinematográfica, mas da retomada de um foco positivo sobre a realidade, um novo olhar. Afinal, somos e sempre seremos responsáveis por nós mesmos, pela forma como encaramos a vida e a enfrentamos. É melhor assumir o compromisso de mudar a si mesmo ou as circunstâncias que nos rodeiam sabendo que cada novo passo ajudará a encontrar a chave da liberdade.

Capítulo 7

Em busca de ajuda

QUANDO ESTAMOS DEPRIMIDOS, A FORÇA QUE NOS PUXA para baixo é muito intensa, daí a necessidade de procurar a ajuda de alguém em quem confiamos para que nos leve a um médico ou a um terapeuta, pois se dependermos da nossa própria iniciativa dificilmente o faremos. É como se a depressão acorrentasse nossos braços e pernas, tornando-nos impotentes para mudar aquilo que tem de ser mudado.

A pessoa deprimida vê a vida através de óculos escuros. A terapia não troca estas lentes por outras cor-de-rosa; sua meta são lentes claras, que permitam enxergar o mundo como ele é: tanto o lado bom como o ruim.

Colocando de uma forma bem simples: a maneira como nós percebemos a vida determina a maneira como nós reagimos a ela. Se a nossa percepção da realidade é negativa, nossos pensamentos, sentimentos e ações serão quase sempre negativos.

De fato, sem a intervenção de um profissional especializado nossos esforços para sair do fundo do buraco às vezes podem ser em vão. Isso porque, segundo os estudiosos do assunto, metade das pessoas que conseguem superar uma primeira crise depressiva acaba tendo uma recaída.

Para entender melhor, é importante saber que um ciclo de depressão com começo, meio e fim é chamado de episódio ou, em linguagem mais popular, de crise depressiva. Quando ela acaba, a pessoa se sente recuperada. Mas o perigo de mergulhar em outra crise aumenta à medida que a pessoa é revisitada pela depressão, ou seja, depois de duas ocorrências, a probabilidade de uma terceira torna-se muito grande.

Em pé de guerra

A pessoa deprimida declara guerra ao mundo, a tudo e a todos, embora no íntimo esteja firmemente convencida de que o mundo é que declarou uma guerra contra ela. E, como acontece em todas as zonas bélicas, passa a viver subjugada pelo medo e pelo ódio.

Nessa batalha, os pensamentos e as palavras podem ser seus melhores aliados ou seus mais terríveis inimigos. Você decide, sendo que essa é uma das escolhas mais sérias de toda a sua vida.

Sentenças inflexíveis como "esta é sua obrigação, seu dever" criam reações emocionais de raiva, ressentimento, medo, falta de valor. Pensamentos rígidos como "não é possível", "não existe saída", "nada adianta" são uma espécie de "cardápio preferido" da depressão; afinal as emoções sempre respondem "sim" a tudo que a mente determina. Assim, se você diz "isso está me matando", literalmente passará a se sentir como um morto-vivo. "Eu não agüento mais", por exemplo, pode gerar uma sensação de que você deve largar tudo. "Isto nunca vai melhorar", na sua mente, quer dizer que você está condenado.

Desejar que esses pensamentos e palavras desapareçam num passe de mágica não adianta; eles precisam ser combatidos com uma vacina formada pelos mesmos componentes, porém com o sinal invertido.

Em lugar de passar o dia todo repetindo-as, tente alternar: em vez de viver em um mundo de exigências sem fim, feito só de obrigações, cultive suas preferências; em vez da perfeição, busque a satisfação. Enfim, substitua a rigidez do "eu preciso" ou do "eu tenho que" pela flexibilidade de um "eu gostaria" ou simplesmente de um "eu me permito", "eu mereço".

Na verdade, essa é uma guerra do bem contra o mal que precisamos travar contra nós mesmos, enfrentando o pensamento rígido com o pensamento flexível, o medo com a coragem, a escuridão com a luz. "Nunca", por exemplo, tem que ser trocado por "às vezes"; "sempre", por "depende".

Evidentemente, esse é um tipo de exercício que exige um longo aprendizado, sobretudo de auto-observação: "eu sou capaz de reconhecer meus limites?", "sou capaz de me livrar dos deveres que me oprimem?"

Normalmente, a pessoa deprimida responderá de forma negativa, até porque ela está ignorando o lado positivo da vida e prestando atenção apenas naquilo que insiste em dar errado.

Entretanto, se ao perceber isso ela conseguir mudar o foco, ainda que por alguns instantes, certamente vai descobrir que as coisas podem ser diferentes. Afinal, não é o que acontece com você, mas sim a sua reação interior diante dos acontecimentos que determina se você se sentirá o mais afortunado ou o mais miserável dos mortais.

Uma lenta montanha-russa

Antes de mais nada, quem está disposto a sair de uma depressão precisa saber que a cura não é um processo linear e contínuo, com começo, meio e fim. Na verdade, ela se assemelha mais a uma montanha-russa, cheia de subidas e descidas. É um trabalho extremamente árduo. Mas quem disse que sair da prisão e conquistar a liberdade não tem um preço? E ir à luta não vale a pena?

Certamente, não é fácil superar um estado depressivo, mas é possível. Todos nós conhecemos ex-alcoólatras, ex-drogados, ex-jogadores compulsivos ou ex-viciados em atividades autodestrutivas. A mudança quase sempre ocorre lentamente, mas o importante é que ela *pode* acontecer.

Nesse processo em busca da cura, também é importante desmistificar o "poder do seu inimigo", ou seja, entender os mecanismos da depressão, saber como funciona e, principalmente, como pode ser superada.

De acordo com os estudos mais recentes, a depressão tem basicamente dois botões de ignição: o descompasso bioquímico no cérebro (dopamina, serotonina etc.) e os padrões de pensamento que a mente estabelece. São modos de ser, agir e pensar que a pessoa repete infinitamente e que acabam se transformando em uma espécie de vício.

Você nem sempre pode escolher o que acontece na sua vida, mas você pode optar pela reação que vai ter. Reagir negativamente pode ser um mau hábito, que está ligado no seu "piloto automático". Acontece que velhos hábitos podem ser modificados e novos hábitos podem ser aprendidos.

Uma das formas de "quebrar" esses hábitos, esses padrões de conduta, é recorrer a uma psicoterapia. Nesse tipo de tratamento, o que importa não é tanto descobrir as causas, a origem do padrão, que pode ser um acontecimento remoto ocorrido ainda na primeira infância ou em qualquer outro momento da vida, mas "quebrá-lo" ou interrompê-lo, modificando a própria maneira da pessoa pensar e agir. Infelizmente, todos sabemos que isto é mais fácil de dizer do que de fazer.

Faxina na mente

Para se recuperar da depressão, é preciso despejar dos "cômodos" da mente uma série de inquilinos indesejáveis, como a mágoa, o ressentimento, a culpa, a raiva, para que possam ser ocupados por hóspedes mais "idôneos", como o otimismo, o prazer, o interesse pela vida.

Quando somos preteridos ou algo ocorre de forma contrária às nossas expectativas, tendemos a nos sentir desapontados. Caso não consigamos exteriorizar essa frustração, guardando-a dentro de nós, imediatamente a mágoa se instala, pois ela nasce justamente da dificuldade de sentir e expressar sentimentos: "Ele me abandonou no momento em que eu mais precisava do seu apoio. Depois, nós nos acertamos, mas até hoje não consigo perdoar o que ele me fez."

Muitas vezes, a mágoa cozida em fogo brando acaba se transformando em raiva, que pode ser dirigida para fora ou para dentro. Assim, sempre que sentimos raiva de algo, de alguém ou de nós mesmos, certamente há muita mágoa encoberta.

Os conflitos gerados por esses sentimentos tóxicos são os principais motivos da depressão. Quando a pessoa deixa que se acumulem, formam uma espécie de lodo pantanoso que impede a oxigenação dos pensamentos, emoções e sentimentos, mantendo-os submersos, sem contato com a vida.

Aprendendo a negociar com a sua dor

Ao contrário do que se imagina, o sofrimento causado pela depressão não tem a ver necessariamente com as "dores" e dificuldades que surgem no dia-a-dia. Estas pertencem a um outro campo da nossa existência; geralmente têm uma causa bem definida e não levam a pessoa ao desespero.

Já a depressão possui razões muito difusas, componentes que se misturam, se acumulam, entram em ebulição.

Quando você "percebe" que a fervura está "subindo", ainda que inconscientemente, tenta abaixar o fogo e se deprime numa tentativa desesperada de camuflar a dor. Contudo, essa dor emocional permanece incomodando, interferindo na capacidade de lidar com a vida, indicando que alguma coisa não está bem.

Para combatê-la é preciso fazer algo: respirar fundo, caminhar, dizer uma oração, dar gritos silenciosos ou barulhentos, chorar, escrever o que está sentindo... Aprofundarei mais este assunto nos capítulos seguintes.

O ato de perdoar também pode servir de alento para os corações atormentados. De acordo com a Bíblia, Jesus utilizava sabiamente a palavra perdão como sinônimo de desatar nós e deixar fluir; afinal, o perdão, por mais difícil que seja de ser conseguido, é uma via expressa que conduz diretamente à liberdade.

Nesse sentido, também vale a pena fazer uma lista das atividades que mais lhe agradam (caminhar, guiar, nadar, cozinhar, ler etc.) e recorrer a elas na hora do aperto. Certamente, ajudarão a trazer um pouco de alívio e paz para a sua mente.

Muitas pessoas acreditam que essa dor emocional intensa precisa ser encarada, experimentada, sentida, como se o ser humano necessitasse entrar em contato com o seu lado mais obscuro para só então emergir em direção à luz. Por isso, têm um grande preconceito em relação aos medicamentos antidepressivos, alegando que eles provocam uma fuga das dificuldades da vida.

Na verdade, o que acontece é justamente o contrário. Antidepressivos não entorpecem o corpo, a mente e as emoções, como os tranqüilizantes ou os remédios para anestesiar a dor. São medicamentos destinados a tratar uma doença, tornando a pessoa mais atenta, mais consciente dos seus sentimentos e com mais energia para lidar com a realidade.

Por isso, a escolha dos medicamentos é crucial. Às vezes, são necessárias algumas semanas, ou meses, até se descobrir o antidepressivo mais adequado ao perfil da pessoa, bem como a dosagem ideal.

Quando conseguem se adaptar ao remédio, geralmente os usuários dão testemunhos de uma maior clareza mental, grande alívio do sofrimento emocional e aumento de energia, o que lhes permite enfrentar melhor seus problemas, tanto físicos como psíquicos.

Em vez de encobrir a dor, os medicamentos antidepressivos nos oferecem condições de enfrentá-la e de "negociar" com ela, considerando que a vida sempre apresentará seus altos e baixos.

Vá em frente e aposte em sua vida

Algumas pessoas que são tratadas de depressão saram totalmente. Elas nunca mais vão precisar de um medicamento ou tratamento antidepressivo. Outras saram, param de tomar o remédio, mas a depressão volta, e aí precisam ser tratadas novamente.

Não existe uma forma de saber qual é o caminho que a sua depressão vai tomar. O importante é saber que ela pode ser controlada e muitos dos sintomas, eliminados.

Então, essa é a questão: ou você se cura completamente, ou se cura e depois a depressão volta e, nesse caso, pode ser tratada novamente com sucesso. Ou ainda a depressão é um "fato da sua vida", com o qual você vai ter que aprender a conviver e para o qual precisará de tratamento constante, seguro, com supervisão médica periódica.

Portanto, faça as pazes com a sua depressão; ela não é um inimigo que está aí para aniquilá-lo. Eu venho driblando a minha há décadas. Como qualquer outra doença, necessita de aceitação e cuidado. Por isso, cuide-se, trate-se, para voltar a se envolver com aqueles que ama e, assim, reentrar com força total na vida.

Capítulo 8

Superando a co-dependência

O QUE É CO-DEPENDÊNCIA? É COMUM AS PESSOAS DIZEREM que, quando alguém fica triste, desanimado, sentindo-se doente próximo a nós, também ficamos doentes. Em grande parte dos casos, isso é verdade, e vale não apenas para as doenças do corpo, mas também da "alma".

Sabe-se que todas as emoções são contagiosas: alegria, tristeza, raiva, medo... Por isso, além dos fatores bioquímicos, hereditários e pessoais, viver ao lado de uma outra pessoa cronicamente deprimida também pode nos deprimir.

No seu livro *Co-dependência nunca mais*,[5] a pesquisadora norte-americana Melody Beattie explica que quando uma pessoa a quem amamos tem crises recorrentes de depressão, ficamos contagiados e podemos sentir, sim, dor emocional, culpa, medo, exaustão e, assim, em vez de ajudar, acabamos por nos tornar "co-deprimidos", ou seja, deprimidos junto com o outro.

Isso é altamente prejudicial para ambos, pois a depressão inviabiliza a habilidade de cuidar e ser cuidado, de dar e receber atenção, carinho, como também diminui a capacidade de amar e ser amado.

Muitos são os que sofrem por conviver com pessoas emocionalmente desajustadas: uma mãe alcoólatra, um filho viciado em drogas, um amigo física ou mentalmente doente, um companheiro deprimido. Em geral, quem é co-dependente não gosta do que está acontecendo, mas "copia" e "reproduz" aquilo que o aflige mesmo sem querer.

Para alguns, esse drama existe desde a infância, enquanto para outros a armadilha do destino chegou mais tarde, já na fase adulta, o que não diminui o sofrimento. Em ambos os casos, a luta contra a co-dependência é um processo lento e gradual, exigindo uma grande força de vontade e muito amor-próprio para libertar-se.

Seja qual for a sua história particular, o mais importante é ter a consciência de que jamais podemos dar ao outro aquilo que não temos. Por isso, antes de dar força, apoio para quem precisa, tente ajudar a si mesmo, fortalecendo-se, melhorando sua vida e seus relacionamentos.

As brasas latentes

Todos precisamos de menos masoquismo em nossas vidas, afinal as outras pessoas e nós mesmos já costumamos ser um pouco masoquistas, ou seja, ter prazer em sofrer, principalmente as mulheres. No entanto, a co-dependência é furtiva e enganosa: uma coisa leva à outra e tudo vai ficando cada vez pior...

"Hoje já não consigo mais identificar o que me faz bem. Sinto-me amedrontada, abalada até os ossos. Parece que desenvolvi uma terrível mania de não gostar de mim."

É como se a pessoa presenteasse a si mesma com um pacote de autoderrotismo, no qual problemas vão-se misturando a conflitos menores até que acabam se transformando em uma avalanche.

De fato, a co-dependência ou a co-depressão é progressiva e atinge um ponto crítico no qual os pensamentos não combinam mais com os comportamentos: você pensa uma coisa e faz outra inversa.

Um exemplo claro dessa contradição são os comportamentos compulsivos que o co-dependente desenvolve, como fumar vários maços de cigarro por dia, beber em excesso ou dirigir a duzentos quilômetros por hora tentando aliviar sua ansiedade. Eles se destinam a fazer a dor diminuir, pelo menos assim comanda o cérebro, mas na verdade só fazem criar mais dores.

O co-deprimido vive obcecado com aquilo que o aborrece, a ponto de se esquecer de olhar para as coisas boas da vida. Prefere tomar conta dos outros e negligenciar a si mesmo, agindo como se a sua vida fosse apenas um acessório e não tivesse importância. No fundo, acredita que as suas necessidades nunca serão percebidas nem satisfeitas. "Às vezes, eu me sinto invisível. É como se as pessoas não olhassem para mim, mas através de mim..."

Mas ninguém chega a esse estágio de autodepreciação de uma hora para outra e muito menos por obra do acaso. Há uma série de "brasas latentes", alimentadas durante longos períodos de tempo, que seguem minando os alicerces da personalidade.

"Brasas latentes são o passado enterrado vivo", ou seja, lembranças extremamente dolorosas que guardamos no fundo de gavetas que jamais são esvaziadas. Contudo, no decorrer da vida, muitos incidentes podem servir de gatilhos para reavivar essas lembranças do passado. Cada pessoa tem os seus próprios disparadores e todas as coisas relacionadas a algo angustiante ou assustador que aconteceu antes podem vir a se transformar em um "dispara dor": conflitos, a ameaça de abandono pela pessoa amada, a dificuldade de honrar compromissos, pagar contas e até uma determinada canção que tocou na hora errada.

As "brasas latentes" são alimentadas por "mandamentos" que aquele que vive ao lado de uma pessoa deprimida acata para si como verdades absolutas: "não sinta ou fale sobre suas emoções"; "não se divirta, não seja alegre ou aproveite a vida"; "não confie em si mesmo"; "não se aproxime daquilo que você não conhece".

Além dessas proibições, há mensagens igualmente perigosas que vêm revestidas por falsos sentimentos de autopiedade ("ninguém gosta de mim"; "tenho certeza de que Deus esqueceu meu endereço"; "esqueça! Tome conta dos outros e deixe seus problemas para depois"), mas que na verdade só servem para perpetuar uma existência sacrificada à espera das longínquas "recompensas do Paraíso".

Nesse processo de auto-sabotagem permanente, implacável consigo mesmo, o co-dependente passa a se amar pelo avesso, deixa de se dar valor, de gostar de si mesmo, e a vida não é mais desfrutada e abraçada, sendo apenas "aturada", suportada.

Muitos utilizam a "dormência psíquica" como estratégia para se proteger do sofrimento. Quando algo ruim acontece, "congelam" suas emoções, ou seja, desligam a "chave" que os conecta aos seus sentimentos e passam anestesiados pelo drama.

Outros, ao contrário, são escravos da hipervigilância e ficam o tempo todo de sobreaviso, sempre esperando pelo pior, incapazes de confiar na vida ou no amanhã ou de se sentirem seguros novamente.

Falso amanhecer: o perigo da recaída

Às vezes, a pessoa não é mais tão dependente, pois já iniciou a jornada da sua autocura e tem esperanças concretas de que, afinal, a sua emancipação irá chegar. Nesse estágio, a dor tende a aplacar e ela começa a suspeitar de que precisa viver a sua vida, desenvolvendo o amor-próprio, a capacidade de se auto-afirmar e de cuidar de si mesma. "Vitória! Um dia por semana de folga, uma tarde só para eu recuperar as minhas energias."

Porém, o problema é que em outros casos a recaída chega de mansinho, sem aviso prévio, e a co-dependência acaba se instalando de forma ainda mais intensa do que antes.

Por muitas razões, podemos nos surpreender agindo com os mesmos "cacoetes emocionais" que pensávamos já ter abandonado tempos atrás. São muitas as armadilhas e os falsos atalhos que acabam levando as pessoas de volta à co-dependência. O sentimento de onipotência ou achar-se insubstituível é um deles: "quem faria tudo se eu não estivesse aqui?"; "ela, neste estado de vulnerabilidade, precisa dos meus cuidados constantes". E, assim, as pessoas voltam a se auto-aprisionar.

O sentimento de culpa é uma forma de se autocondenar: "por causa do que eu fiz, jamais serei digno nem merecedor de receber amor"; "tenho que concordar com tudo que ele quer, pede, para não ferir ainda mais seus sentimentos".

Outra teia na qual nos enredamos sem perceber é aquela formada por nossas inseguranças, nosso fatalismo: "não suporto mais meu marido nem os seus abusos, mas não posso me separar, pois acho que não conseguirei cuidar de mim mesma"; "este é meu destino, já está escrito".

A ilusão de não haver uma saída ou uma outra opção para um determinado conflito é um forte sinal de que o pesadelo está de volta. A pessoa não se dá conta de que na verdade está *escolhendo* não ver as saídas e passa a se sentir carente, culpada, não-merecedora, amedrontada, deprimida, enfim, presa numa armadilha. E sentir-se preso é um dos sintomas mais evidentes de co-dependência: "tenho que ficar aqui dia e noite sem me dar trégua".

"Eu não preciso de nada"

Há ainda outros indícios de que o problema da co-dependência pode estar novamente à espreita, como quando as emoções se trancam, a auto-imagem de vítima retorna, a auto-estima cai. O co-deprimido pensa: "Tenho que me esforçar mais ainda", pois o seu perfeccionismo se acentua. O outro lado desta moeda são os comportamentos agressivos, compulsivos e martirizantes: "Eu nasci para sofrer."

Quando a recaída acontece, a reação instintiva do co-dependente é de vergonha ou de autocondenação, não importa se a recaída durou três dias ou três meses. No entanto, não é assim que se rompe o círculo vicioso da co-dependência, pois dessa forma a pessoa acaba se aprisionando ainda mais.

Reação: "Isso de novo, não"

Embora já tenha sobrevivido ao poder destruidor do fogo antes, a pessoa que já passou por um "incêndio emocional" pode permanecer afetada e precisa ter consciência disso. Afinal, como todos sabem, o fogo não termina quando o corpo de bombeiros o apaga e vai embora. A brasa pode arder por muito tempo e, um belo dia, irromper em chamas novamente.

Na verdade, o primeiro passo para superar uma recaída é identificar quando estamos nela e reagir. Além disso, quem pretende se recuperar verdadeiramente precisa "apagar as brasas latentes", ficando sempre atento aos sinais de perigo, de fumaça, e procurar extinguir este e outros "incêndios" que estejam assolando sua vida.

Permissão para viver: a recuperação

Felizmente, existem muitas histórias reais de recuperação que podem servir como exemplo de força e determinação. A especialista em co-dependência Melody Beattie, no seu outro livro, *Para além da co-dependência*,[6] explica em detalhes os meandros do processo de recuperação. Trata-se de um trabalho profundo de reconstrução e aquisição de novos comportamentos.

Por exemplo:

Em vez de tentar controlar obsessivamente os outros, aprender a desobrigar-se, afastando as responsabilidades das outras pessoas e cuidando das suas;

Em lugar de reagir, aprender a relaxar e permitir que as coisas entrem nos eixos;

Substituir a visão de um túnel escuro pela perspectiva aberta, permitindo-se enxergar as coisas por um outro ângulo e vislumbrar um horizonte de possibilidades;

Deixar de lado preocupações inúteis e resolver problemas de forma construtiva;

Aprender a sentir, exprimir emoções e a valorizar o que deseja e necessita;

Deixar de punir a si mesmo pelos problemas e pela insanidade das outras pessoas;

Parar de se concentrar no que está errado e passar a observar o que está certo;

Descobrir a arte de deixar de ser vítima;

Aprender a amar a si mesmo para poder amar melhor a alguém...

Ao mudar o foco do pólo negativo para o positivo, a pessoa deixa de apenas tolerar a vida e começa finalmente a vivê-la, reconectando-se consigo mesma. Para isso, é preciso se "permitir" a conscientização de que cada um pode escolher o que é bom para si, sem culpa e sem ser controlado pelas circunstâncias, pelo passado, pelas suas próprias expectativas e as dos outros.

Como toda jornada de autocura, a recuperação implica passar por caminhos tortuosos, e muitas vezes é preciso sentir toda aquela dor que tanto quisemos evitar para daí se libertar e aprender a alternar: tanto a dar como a receber, tanto a se privar como a se permitir viver.

PARTE III

O poder das emoções

Capítulo 9

Conecte-se com você

MUDAR PARA VALER SIGNIFICA CRESCER, O QUE QUASE SEMPRE é um processo doloroso e, por isso, exige muita coragem. Entretanto, somente esse tipo de *mudança* pode criar em nós um caminho para a felicidade, para a possibilidade de amar verdadeiramente.

O caminho a que me refiro assemelha-se à escalada de uma montanha muito íngreme: se você sente que tem o controle do seu corpo e da sua mente, consegue relaxar e aproveitar a subida. Por outro lado, quando deixa a tensão tomar conta dos seus sentidos e se sente fora de controle, a subida acaba se tornando muito mais árdua e difícil.

Nesse caso, é de grande ajuda lembrar que não podemos ter o controle sobre a montanha. Assim, só nos resta controlar a nós mesmos durante a escalada. Moral da história: a montanha continua a mesma; é você quem muda.

Costumo dizer que, na vida, subimos e descemos várias montanhas antes de nos sentirmos confiantes. Por isso, a palavra de ordem é "fique em contato com você", ou seja, é você quem pode fazer pela sua vida aquilo que tem de ser feito e assim tentar resolver seus próprios problemas.

Cada vez que perdemos o rumo, o foco, sempre que ventos e tempestades ameaçam nos fazer rolar montanha abaixo, podemos nos defender mantendo uma noção clara de quem somos e de nossas próprias capacidades.

Mas qual é o fator determinante que pode ajudar na superação de um problema?

Para fazer progressos, o mais importante é desenvolver a habilidade de "conectar-se consigo mesmo", "ficar ligado", como diz a gíria. Não basta o "fique frio", que a maioria das pessoas recomenda. Seu propósito de vida deve ser mesmo "fique firme", "segure-se em si mesmo", o que envolve algumas estratégias de ordem prática erroneamente chamadas de "psico-blá-blá-blá" por aqueles que desconhecem a sua real eficácia.

Uma das estratégias mais importantes, no caso das mulheres, é conhecer a si mesma e aprender a negociar, principalmente quando seu parceiro ou algum acontecimento lhe impõem desafios.

Que desafios são estes? Um dos mais comuns é o aparecimento de diferenças que precisam ser resolvidas: "Eu não suporto a sua mãe, portanto não vou aí no fim de semana."

Você, que quer ficar firme, precisa manter uma visão clara de quem você é, sobretudo à medida que seu relacionamento fica mais íntimo e seu namorante, por sua vez, torna-se mais e mais importante na sua vida.

Precisa, portanto, manter um senso de perspect relação às suas próprias ansiedades e limitações, o tentar enxergá-las de um ângulo mais favorável, de forma a não permitir que elas assumam o controle da situação e paralisem as suas ações.

Seu namorante ameaça: "Sua mãe é uma megera, nunca mais quero vê-la." Por causa disso, você se apavora e não sabe onde se esconder. Em momentos assim, é preciso desenvolver a capacidade de se *acalmar*, tolerar aflição, inquietação e preocupação até poder se mover e encontrar uma saída. Talvez o melhor caminho seja procurar o seu namorante e colocar todas as cartas na mesa: "Minha mãe adora pisar nos outros. Você vai ter que aprender a driblar sua atual quase sogra."

É importante frisar que essas dicas valem tanto para as mulheres quanto para os homens.

E, por fim, uma última recomendação: para conseguir segurar-se em si mesmo é bom desenvolver a capacidade de "lamber as próprias feridas", consolar-se naqueles momentos mais difíceis em que precisamos ter forças para enfrentar as loucuras do amor.

Um monstro trancado no armário: ansiedade

A ansiedade é um inimigo que nós mesmos capitalizamos, ou seja, ela é armazenada como uma dor que ainda está por vir. No caso do homem, ele se pergunta: "Será que ela não vai ligar, não vai topar?" E você, quantas vezes já se pegou imaginando o que *poderia* ter acontecido e, mesmo sendo apenas uma hipótese, já foi suficiente para provocar um estado de alerta total?

Evidentemente, sempre que uma ameaça existe de fato, a ansiedade pode até ser benéfica e um grande motivador para a ação: "Então eu vou lá para vê-la, para conferir."

No entanto, quando o perigo passa ou a mudança se consolida, a ansiedade tem de ser liberada, caso contrário acaba se transformando em pensamento obsessivo: medo infundado de que tudo volte a acontecer, preocupação constante com o que no futuro poderá dar errado etc.

Esse tipo de ansiedade manifesta-se por meio de um estado de alerta e de incerteza exagerado. Assim, em vez de focalizar a nossa atenção no problema específico, distorcemos o foco até perdê-lo completamente e, então, passamos a ver perigo em toda parte: "É melhor não confiar. Se ela traiu meu amigo desse jeito, é claro que deve estar me traindo também."

Quando a ansiedade é armazenada por muito tempo, ela cresce, criando uma inquietação que atormenta e corrompe o pensamento. Este é um tipo de diálogo interno, da mente, que pode ser chamado de "mentalês".

Na verdade, qualquer situação de risco que se prolongue pode desencadear esta conversa íntima entre a sua voz interior amiga ("ela vem") e a sua voz interior inimiga ("ela não vem").

Estar com alguém que continuamente nos ameaça de abandono, por exemplo, pode ser uma constante fonte de ansiedade. Por outro lado, "casos-relâmpago", de uma noite só, podem causar um tipo de ansiedade perigosa, que vem disfarçada de paixão: "Eu tenho certeza de que ela não vai ligar amanhã nem nunca mais."

Uma vez armazenada, é muito difícil livrar-se da ansiedade, pois ela se junta a outros medos, antigos e atuais, e muitas vezes perde a sua conexão com o que está realmente acontecendo. A essa altura, você deve estar se perguntando: "Mas como eu posso evitar de armazenar ansiedade se a vida está repleta de situações duvidosas, 'fogueiras' que eu tenho de contornar ou pular o tempo todo?"

Controlar a ansiedade é condição obrigatória para que as coisas dêem certo em qualquer área da vida. Por isso, o mais indicado é tentar se aquietar diante dos incêndios, aprender a não pegar fogo a cada chama que se acende e saber como apagá-la.

Além disso, comece a expressar os seus medos, faça uma terapia, não se deixando invadir por eles, pois o silêncio e o medo são grandes aliados da ansiedade. Assuma que você tem forças para lutar. Teste sua força.

E, por fim, aperfeiçoe seu "mentalês". Fique sempre atento e lembre-se de que libertar-se da ansiedade não é dar um estalo de dedos e fazê-la desaparecer no mesmo instante. Todos precisamos corrigir as distorções do nosso "mentalês", ou seja, dessas vozes contraditórias que temos dentro da cabeça, e esta é uma luta diária de quem se propõe a amar.

Zona interditada: vergonha

Quando transgredimos ou fazemos alguma coisa que vai contra nossos princípios, geralmente experimentamos aquela sensação que chamamos de vergonha. Os namorantes, aqueles que estão em busca de companhia, são campeões na arte de "pagar micos" e acabam imersos numa confusão de sentimentos: sexo casual misturado com vergonha, rejeição misturada com vergonha, uma garrafa de vinho a mais misturada com vergonha...

Nessa hora, dúzias de sensações atravessam suas mentes, principalmente depois de extrapolarem os limites. No dia seguinte, os namorantes podem acordar sentindo-se sem valor, com uma terrível dor de cabeça, perigosamente vulneráveis: "Acho que passei da conta. Nem sei direito o que falei ou o que fiz..."

Na maioria das vezes ficam confusos como se estivessem às voltas em um carrossel de emoções, girando tão rápido, que fica difícil determinar o que realmente está acontecendo. Como resultado, o pensamento fica acelerado e aquela voz inimiga pode instalar-se na mente e desencadear um ataque cruel — "você não presta", "você é uma sem-vergonha" —, que acaba minando a auto-estima e comprometendo até mesmo o senso de realidade.

Existem poucos sentimentos que podem ser colocados em compartimentos estanques; a tendência é eles vazarem e se misturarem: quando sentimos vergonha, temos a sensação de estarmos sendo observados de maneira estranha e sendo alvo de comentários malignos. Em conseqüência, ficamos com medo dos possíveis ou impossíveis desdobramentos.

Para fazer uma analogia simples, imagine um saco plástico, preto, de lixo. Agora, imagine carregá-lo a tiracolo por todos os lugares aonde você for: para o trabalho, para a balada, para casa. Cada vez que você se deparar com um olhar malicioso, seu coração vai acelerar ou falhar (provavelmente estará tendo um "miniataque" de ansiedade).

Já se você ouvir seu nome ligado a uma história distorcida ou perversa, provavelmente vai ter um "maxiataque" de ansiedade e tudo isso vai parar e se acumular no seu "saco de lixo emocional".

Moral da história: quando os namorantes atravessam a fronteira entre o permitido e o proibido, principalmente no plano sexual, o saco vai ficando cada vez mais pesado, até que um belo dia sua mente simplesmente não consegue mais minimizar, negar, reprimir tantos ataques repetidos de vergonha. Um fator crucial para esse estado de confusão é a falta da habilidade de reconhecer o que realmente está acontecendo.

Às vezes, o sentimento de vergonha é necessário, pois ele desencadeia uma espécie de sirene ou alarme na mente, que nos impede de fazer alguma loucura (sexo anônimo, embriagado, sem proteção, sem amanhã...). Podemos chamar isso de vergonha saudável, porque mostra nossos limites, e não podemos caminhar pela vida sem ela.

Contudo, existe um outro tipo de vergonha que é extremamente tóxica. Algumas situações de crítica ou rejeição são dolorosas para qualquer pessoa (como alguém que sempre foi tachado de "o gordinho da turma"), mas para aqueles propensos a sentir vergonha provocam uma dor terrível. Essas críticas desencadeiam uma velha espiral de lembranças desagradáveis, que vêm da família, da relação com os amigos, da escola, e que ficaram gravadas a ferro e a fogo em nossas mentes.

Essa vergonha negativa, que ataca e castiga, precisa ser combatida urgentemente. Para isso, temos que aprender a controlar nosso diálogo interno mencionado acima ("nunca vou conseguir emagrecer") e lutar contra essa "voz inimiga", transformando o ataque em defesa ("eu sei que posso conseguir"), o que exige um compromisso de jamais permitir desvalorizar-se, seja qual for a situação.

Costumo dizer que, na vida, há dois caminhos possíveis: ou ficamos nos torturando a cada vez que algo sai errado, ou aprendemos a gostar de nós mesmos e a nos fortalecer. A escolha é de cada um — afinal, a quantidade de esforço físico e mental é a mesma.

Por experiência própria, posso assegurar que a viagem fica bem mais leve quando carregamos menos peso (o que significa menos culpa, medo e vergonha), e muito mais prazerosa quando existe amor de verdade, principalmente por nós mesmos e pelo outro.

Capítulo 10

A força do ciúme

POUCAS EMOÇÕES MAGOAM TANTO QUANTO O CIÚME. VOCÊ não consegue dormir, concentrar-se no trabalho, divertir-se com os amigos, porque as imagens ficam passando ininterruptas pela sua cabeça e provocam uma dor escaldante. Mesmo contra a vontade, você se compara pejorativamente com alguém que, na sua opinião, agrada mais ao seu namorante. No auge do desespero, pode até se transformar em uma espécie de cão de guarda, farejando o tempo todo. Nessa altura, seu estômago reclama e o corpo todo padece...

O quadro que acabo de descrever parece demasiadamente terrível, mas retrata com absoluta fidelidade o pântano afetivo no qual a pessoa ciumenta vai afundando. O ciúme dói, machuca a alma e o corpo, porque implica uma autodepreciação e uma enorme insegurança. Não demonstra o quanto você ama, mas sim o quanto você está aterrorizado.

A psiquiatra norte-americana Jennifer James escreveu um livro, *Women and the Blues: Passions that Hurt, Passions that*

Heal (Mulheres e suas tristezas: paixões que ferem, paixões que curam),[7] no qual explica que o ciúme expressa clara e simplesmente o medo que sentimos de não termos valor, e, nesse caso, portanto, nada está seguro. É como se você e o seu relacionamento vivessem o tempo todo na corda bamba, à espera de um sinal, um indício qualquer, algo que confirme aquela eterna suspeita.

De fato, o ciúme faz com que a pessoa vire detetive e sonde em busca de evidências que endossem sua sensação de estar sendo enganada. "Telefonei e ele não atendeu. Não pensei duas vezes: abandonei o trabalho e fui para o clube onde ele costuma jogar tênis. No caminho, só tinha um pensamento: 'Se eu pegar ele em flagrante com aquela outra, vou me vingar'."

As mulheres ciumentas temem a perda do parceiro, mas muitas delas, por mais absurdo que pareça, às vezes começam a pensar que merecem tal perda: "provavelmente, ela é melhor do que eu"; "ela era minha amiga; onde foi que eu errei?" Pior que isso é quando ficam dia e noite se comparando com a outra. "Cheguei num ponto que já estava tentando usar roupas iguais às dessa outra mulher."

Essas são as fumaças do inferno, que criam uma névoa tão intensa a ponto de impedir uma visão clara e precisa da realidade. Em geral, as pessoas ciumentas não se dão conta de que estão violando seu próprio código de ética ("acho que posso ler seus *e-mails*, seu correio eletrônico") e vão afundando cada vez mais num ciúme devorador. Não estão certas do que querem, mas sabem que não querem perder nada do que têm.

O olho da tempestade

O ciúme revela-se um sentimento tão agudo porque suas raízes estão em nossa infância, época da vida em que aprendemos a definir nossa pessoa e nosso valor baseados na atenção que recebemos dos adultos à nossa volta. Assim, a maioria das crianças sente que a única prova existente de serem amadas é a atenção direta.

Por isso vivem fazendo de tudo para atrair os olhares dos adultos: gritos fora de hora, choro compulsivo, brigas forjadas aqui e ali, que nada mais são do que uma forma de exigir atenção.

Os homens podem ser tão ciumentos quanto as mulheres, mas muitas vezes demonstram esse sentimento de maneiras diferentes. Enquanto as mulheres se tornam mais introspectivas, questionam seu próprio valor e ficam perguntando a si mesmas o que podem fazer ("emagrecer?"; "pintar o cabelo?"; "telefonar no meio da noite?"), os homens geralmente recorrem à violência ("eu acabo já com aquele desgraçado que ficou te paquerando!") ou à substituição ("você não é a única mulher do mundo. Há muitas outras desejando me conhecer...").

O ciúme é mais dolorido para aquelas pessoas que já foram abandonadas várias vezes na vida, principalmente na infância. Esses namorantes já criam uma expectativa de que tudo volte a acontecer, torturando a si e ao outro de mil maneiras, às vezes contribuindo para que a história realmente se repita. Isso acontece porque quem está mais carente, mais envolvido, sempre sente uma grande ansiedade pela possibilidade da perda.

Por outro lado, o namorante que está menos envolvido

e apresenta um comportamento mais seguro assume uma posição de "poder", de superioridade em relação à parceira ciumenta; ou seja, para ele a relação não é uma questão de vida ou morte e não se apavora diante da possibilidade de ficar sozinho. Enquanto a mulher faz de tudo para manter a relação, chegando até a se humilhar, esse namorante sente até um certo prazer pela perspectiva de novos encontros.

Certas mulheres, embora vivam atormentadas pelo ciúme, não gostam de dar o braço a torcer e fingem que não se importam com o olhar grudado no espelho retrovisor do carro, o número de telefone escrito às pressas num bilhete na saída do restaurante, o celular tocando insistentemente...

Algumas, para não ficar por baixo, tentam "envenenar" o outro com seu próprio "veneno" e armam mil estratégias para provocar ciúme (exageram na roupa e na maquiagem, saem sem dizer ao certo aonde estão indo, mandam presentes para si mesmas).

Em ambos os casos, o ciúme e a humilhação andam de mãos dadas, e resultam de um profundo sentimento de insegurança.

Dê uma nova chance ao amor

Quando me perguntam sobre os caminhos para vencer a dor do ciúme, costumo dizer que as próprias pessoas acabam descobrindo suas alternativas: tentam abafar a dor, a angústia, abusam dos outros por causa dela e muitas vezes abusam até de si mesmas.

No entanto, o caminho mais eficaz é percorrido pelos namorantes que tentam entender o mecanismo da armadilha e desativá-lo. Ou seja, se o que está provocando o ciúme é a sua falta de segurança, que tal começar resolvendo esse problema e aumentar o seu valor pessoal aos seus próprios olhos?

Isso é possível por meio de atitudes simples, como desenvolver a sua independência, tirar os olhos de cima dos outros e redirecioná-los para si mesma, iniciar novos projetos, intensificar a percepção de que é capaz de sobreviver sozinha.

Todas essas mudanças de comportamento visam aumentar a auto-estima e são de grande importância, porque ninguém pode se livrar do ciúme e acreditar que realmente está sendo amada caso não ame a si mesma. Da mesma forma, aquela velha crença de que é preciso sofrer para ter direito ao amor só serviu para criar uma legião de gatas borralheiras à espera de um eterno salvador que nunca chega.

O melhor a fazer é encarar a realidade e as suas próprias emoções. E lembrar-se de que o ciúme é uma delas. Sempre que ele se manifestar, não o negue (às vezes, é um sentimento razoável, afinal o outro pode estar mesmo flertando ou "pulando a cerca"), mas reverta sua energia conectando-se consigo mesma e trabalhando em prol de um acordo mútuo que favoreça a transparência na relação. Em outras palavras, isso significa tentar estabelecer o que cada um pode ou não aceitar, sem se violentar.

Somente assim será possível abrir caminho para que seu amor cresça e não se transforme em um terrível sentimento de ódio ou de vingança.

Capítulo 11

Compreendendo a vingança

QUAL É A MAIS ANTIGA, A MAIS MODERNA, A MAIS UNIVERSAL forma que as pessoas procuram para restabelecer o equilíbrio rompido em algum momento por uma das partes no jogo da vida, do sexo e do amor?

Responde um pensador brasileiro: acertar as contas, ir à forra, fazer de tudo para "dar o troco", sem regra e, muitas vezes, sem limite, a não ser o do próprio ódio e da vontade incontrolável de retaliar. Muitas vezes, sob o pretexto, sob a máscara de fazer justiça, na verdade as pessoas estão se *vingando.*

O que elas não percebem é que ser vingativo se assemelha a uma faca de dois gumes: o prazer de fazer "justiça" com as próprias mãos pode ser extremamente revigorante, mas ao mesmo tempo abre uma janela muito grande pela qual passa uma avalanche de explosões emocionais que não conseguimos controlar ("foi mais forte do que eu"). Mesmo que a mente racional tenha decidido ao contrário, acabamos por fazer e dizer coisas das quais não há o menor motivo para sentirmos orgulho.

As guerras e brigas entre quatro paredes, bem como os conflitos interiores que dilaceram namorantes de todas as idades, são os grandes responsáveis pelo ímpeto que os leva a transgredir, cometer desatinos, passar por cima de todos os avisos de perigo e cuidado que o bom senso exige de nós.

"Reforcei todos os juramentos que fiz a mim mesma de não perder o controle e fui ao encontro marcado... Mas em poucos minutos de conversa, num ritmo veloz, as ofensas iam e vinham, como em um jogo de tênis no qual a bola se desloca a uma velocidade de duzentos quilômetros por hora."

Este é, sem dúvida, um exemplo comum da supremacia da emoção sobre a razão, o que supostamente não deveria acontecer entre as pessoas ditas civilizadas. Elas não se dão conta, mas alimentam diariamente seu ódio vivo por meio de "suflês" de inveja ("ele está muito bem acompanhado e eu continuo sozinha"), churrascos de orgulho ferido ("com quem ele pensa que está lidando? Não perde por esperar...") e outros geradores de emoções vingativas, os quais levam a eternas retaliações.

Nesse círculo vicioso e interminável, a única coisa que se sobressai é a força impressionante da vingança.

Os deuses da mitologia tinham a vingança como uma grande aliada. Em diversos casos, a prática de sacrifícios de todos os tipos surgiu como uma forma de apaziguar aqueles habitantes do Olimpo mais irados ou vingativos.

Na Bíblia, por sua vez, o famoso "olho por olho, dente por dente" aparece como uma tentativa de "regulamentar" a vingança, ou seja, já que ela faz parte dos impulsos humanos, que seja praticada de forma proporcional à ofensa sofrida originalmente.

Ao longo da história, a vingança também marcou sua presença de forma constante entre os que se amavam e foi responsável por inúmeras tragédias.

Essas tragédias aconteceram e ainda acontecem porque para o ser humano é muito difícil fugir aos condicionamentos do "bateu-levou", mesmo que o "levou" leve algum tempo (vingança "cozida em fogo brando"). Alguns amantes chegam a arquitetar em segredo o seu plano de vingança durante anos e nem se importam de esperar, alegando que "esse é um prato para se comer frio".

Apesar da aparência racional e, por vezes, calculista, a vingança esconde atrás de si um verdadeiro inferno no qual a energia emocional toma conta. Este inferno existe de fato dentro da mente, como um estado de espírito. Quando alguém se deixa levar pelo seu "lado infernal", sua vida passa a ter um único sentido: vingança, vingança, vingança...

Nesse sentido, a vingança não difere muito de outras respostas emocionais intensas, como um violento acesso de raiva, que nos alucina, turva nosso senso de proporção, deixando-nos cegos, surdos, e só não ficamos mudos porque urramos, berramos, xingamos, ameaçamos, vociferamos... A pessoa que vive obcecada por se vingar também se torna escrava dessa sensação embriagadora, pois vive cutucando com vara curta a sua "onça interior".

"Quando eu descobri a traição, meu sangue ferveu. Eu me tornei uma espécie de caldeira emocional ambulante, e o pior, sem tampa. Todos os ressentimentos, mágoas, frustrações, contas não pagas e toda uma vida de equívocos vieram à tona. Tudo era pretexto para tudo. Minha vontade era pegar o carro e passar por cima da outra... Mas respirei fundo, fiz um esforço sobre-humano, vasculhei as gavetas, catei o resto de sensatez que encontrei e preferi dirigir meu carro para fora do atoleiro que minha vida já estava mergulhada há anos."

As várias faces da vingança

Afinal, de onde vem o poder da vingança? De que substância ela é feita?

A vingança está atrelada a emoções-paixões que nos impulsionam até abrir caminho e vencer todos os obstáculos. Mas, às vezes, a vingança encontra muitos empecilhos no seu trajeto e tem que mudar de direção...

Infelizmente, isso não significa que a sua força diminui. Pelo contrário, ela pode se voltar com fúria total contra a própria pessoa que a cultivou.

Há casos em que o parceiro é muito forte e o mínimo de instinto de sobrevivência nos desaconselha a atacá-lo; então, atacamos quem estiver mais perto, chutamos cachorro morto, berramos com surdo-mudo, ou, pior ainda, apunhalamos e atacamos a nós mesmos, criando doenças para o estômago, o fígado, a mente etc.

Lembre-se de que a vingança está diretamente relacionada a uma das mais terríveis energias humanas: o ódio. Assim, quanto maior o ódio, mais implacável tende a ser a vingança, a qual pode ser abertamente agressiva, camuflada (discreta) ou fria ("desapaixonada").

No primeiro caso, um namorante pode atacar agressivamente o outro e se sentir orgulhoso dessa atitude. Na verdade, esse tipo de vingança pode ser considerada como tradicionalmente "masculina", pois, em vez de simplesmente ferver por dentro, em geral os homens estão acostumados a botar a sua raiva para fora. "Foi um ato de violência cometido naquele estado de raiva insana, que sempre esperei ser capaz de controlar."

Já a vingança camuflada ou discreta pode ser considerada como "feminina", ou seja, mais própria das mulheres, que tendem a agir de forma indireta, "por debaixo dos panos", "na calada da noite". Por isso mesmo, envolve uma certa dose de inteligência, astúcia e muita dissimulação.

Normalmente, a decisão de se vingar está ligada à sensação de ser constantemente injustiçada ou maltratada pelos outros. A certa altura, ela diz a si mesma "já basta", como quem cansou de aceitar a impotência como algo sem remédio; então, passa a utilizar a própria fragilidade como uma poderosa arma para inspirar culpa e se vingar do outro.

Um terceiro tipo de vingança, baseada mais na omissão do que na ação, pode ser classificada como fria, "desapaixonada", ou seja, desprovida de qualquer tempestade emocional.

No entanto, essa passividade revela-se extremamente agressiva, de forma que um namorante consegue ferir o outro "sem sujar as mãos", apenas agindo com total indiferença, não prestando atenção às suas necessidades, esquecendo suas vontades, evitando o toque, enfim, fazendo de conta que aquela pessoa nada representa em sua vida.

Capítulo 12

Vitórias com gosto de derrota

UM DOS MOTIVOS BÁSICOS DA VINGANÇA É A TRAIÇÃO DA confiança. A relação entre dois namorantes é como um negócio de alto risco, onde se estabelece um pacto de confiança. No entanto, quando esse pacto é rompido por um dos lados (uma calúnia infame, uma promessa que não é cumprida), o outro se sente profundamente traído e, às vezes, no direito de arquitetar um plano de vingança.

Na verdade, grande parte dessas pessoas que fazem de tudo por uma revanche utilizam a sua própria tragédia pessoal como um pretexto para serem o que sempre foram: raivólatras. "Eu te amo, mas posso te odiar também." A punhalada, a traição, a decepção, tenham elas realmente existido ou não, são apenas o estopim que desencadeia tudo o que está trancafiado no porão das suas mentes.

Nesse momento começa um jogo de vale-tudo no qual parceiros se transformam em adversários, namorantes dão lugar aos mortos e feridos do amor. "Eu me embriagava de litros e litros de ódio diariamente. Chegava a me pegar sorrindo quando o plano de vingança era diabólico demais, pensava: agora vou destruir aquilo que ele mais ama."

Muitos perseguem a realização da sua vingança com uma incrível obstinação, movidos pela certeza de que um dia sairão vencedores. Chegam a tropeçar, mas não desistem e ganham ainda mais impulso ao ultrapassar os obstáculos que vão surgindo no caminho.

Quando, finalmente, conseguem "chegar lá" e "dar o troco" à altura (" destruí seu carro", "atropelei e matei seu cachorro"), sentem-se profundamente vazias, sem rumo, afinal nem sempre há para onde ir quando já se foi longe demais.

E, assim, esses pseudovitoriosos acabam descobrindo que fizeram uma aposta cega em um caminho incerto e que a sua vitória chegou atrasada, com gosto de derrota. Qual deles, em sã consciência, pode realmente dizer que é feliz, que dorme tranqüilo, ou ainda que está em paz com a sua vida?

Os prazeres perversos da desforra

A vingança é, sem dúvida, um sentimento atraente, sedutor, e que nos dá uma sensação de triunfo, pelo qual muitos estão dispostos a correr o risco de perder tudo que lhes é mais caro: auto-estima, moralidade, família. Para eles, tudo vale a pena para terem a chance de sentir que não são impotentes diante da exploração, da má-fé, da falta de caráter do outro.

Livros, filmes e programas de televisão estão cheios de histórias diabólicas envolvendo toda sorte de vinganças. A maioria dos contos de fada também utiliza a vingança como tema principal ou o pivô de suas tramas. Nos desenhos animados, por sua vez, a vingança dos oprimidos e injustiçados contra o inimigo mais forte dá às crianças a sensação de que até mesmo aqueles que à primeira vista parecem mais fracos podem vencer.

Infelizmente, quando nos tornamos adultos, a idéia de vingança não nos abandona. Por exemplo, na vida de muitos namorantes, as represálias do tipo "estamos quites" são bastante comuns. "Naquele dia ele brigou só porque eu estava atrasada. Agora, é a minha vez de não deixar ele tomar cerveja com os amigos."

Essas minirrevanches costumam ser muito gratificantes, pois dão a falsa impressão de que é possível ter controle sobre todas as situações e sempre ficar por cima.

Por outro lado, a vingança assume um caráter bem mais perigoso quando se infiltra em nosso cotidiano e secretamente se manifesta em incidentes nada agradáveis. "Não é a primeira vez que sigo um carro ameaçando bater na sua traseira apenas porque o motorista buzinou para mim logo que o sinal abriu." O prazer de "correr atrás" e dar uma batida é tão irresistível porque evoca nossos desejos mais ocultos, sobre os quais nem sempre temos controle.

Muitos nunca colocam em prática seus desejos de vingança de forma consciente e acabam escoando essa energia em pequenas rixas com pessoas próximas e até no ambiente de trabalho.

Outros ficam remoendo as inúmeras injustiças do dia-a-dia e passam grande parte do tempo arquitetando como vão ajustar as contas com o outro. Querem a todo custo pagar na mesma moeda por uma ofensa passada ("você mentiu descaradamente"), a qual revivem constantemente, como se voltassem repetidas vezes ao momento exato da dor, da suspeita, do engano.

Estratégias femininas

Segundo a autora Regina Barreca, professora da Universidade de Connecticut, Estados Unidos, no seu livro *Doce Vingança,*[8] há quem diga que a vingança é algo próprio das mulheres. Embora o veredicto popular não esteja correto, para aquelas mulheres que estão cansadas de não serem levadas a sério e se recusam a sofrer caladas, a vingança costuma ser, sim, uma válvula de escape muito utilizada.

Entre as chamadas mulheres "poderosas", a vingança pode até se tornar um hábito: "Eu não o quero de volta, só quero vê-lo infeliz." Trata-se de uma crueldade deliberada, que deriva de um desejo obsessivo de controle. Nesse caso, as táticas são as mais diversas: deixar vazar uma informação confidencial, enviar uma carta anônima só para levar o outro à loucura...

Do lado oposto, há mulheres que só recorrem à vingança depois de terem sido levadas a extremos de decepção ou indignação. Geralmente, tomam essa decisão após conseguirem abandonar a idéia de que devem perdoar todos que as maltratam, independente da extensão dos danos.

Sendo o mundo como é, competitivo e pouco generoso, não há como negar que a vingança realmente acende fogueiras em nossa imaginação. Às vezes, nos vingamos das pessoas que mais amamos, aquelas mais próximas de nós, como uma forma de dar vazão a inúmeros sentimentos negativos represados. Aí a vingança se assemelha a uma flor cujo caule é um arame farpado.

Outras vezes, ficamos simplesmente imaginando nossa vingança e a reação do outro, sorrindo furtivamente ao pensar que riremos por último. Dar asas às fantasias do lado mais obscuro do nosso coração pode agir como uma forma de desabafo e nos permitir saldar algumas contas emocionais sem nos metermos em confusão.

A necessidade de ajustar as contas também pode agir como um catalisador para uma mudança positiva e genuína, ou seja, a pessoa reage a fim de superar a sua própria dor. "De repente, levantei a voz e gritei tudo o que pensava. Sabia que seria uma briga horrível, e foi, mas eu me libertei daquela dor emocional que estava me sufocando e aí recomeçamos."

Choque de paz

Apesar do caos nosso de cada dia, nem tudo está perdido. Principalmente quando já se tem consciência do imenso poder do ódio, capaz de motivar os mais loucos atos de vingança, e também já se sabe que é muito mais fácil contra-atacar do que perdoar. Mas, ao fazê-lo, ficamos ainda mais presos aos nossos agressores e, de repente, mesmo sem querer, estamos dormindo com o nosso pior inimigo (nossos ódios, nossos fantasmas).

Eu sei que não é fácil livrar-se totalmente de uma dor, talvez isso nunca aconteça, mas com certeza é possível abrandá-la, removê-la do primeiro plano para um plano de fundo.

Como fazer, então, para virar esse jogo e não se tornar refém do próprio desejo de vingança?

Embora reconheçamos que a vingança, a raiva e o ressentimento sejam emoções inteiramente humanas, vivemos melhor sem uma dieta regular desses sentimentos.

Quando nos alimentamos continuamente ou durante muito tempo das piores partes de nossas vidas, torna-se cada vez mais difícil aceitar outros tipos de alimentos, como a alegria comum. Uma necessidade excessivamente grande de vingança pode controlar a imaginação tão completamente que a mente fica inundada de ódio e não sobra espaço para as coisas boas da vida, para os prazeres do mundo.

Assim, em vez de continuar sendo uma criatura presa à dor do passado, revivendo seu sofrimento diariamente, como alguém que vive carregando água em uma peneira, tente fazer a coisa certa: afastar-se do sofrimento e partir em direção à possibilidade de ganhar uma perspectiva diferente, melhor, sobre a situação.

O perdão é um excelente caminho para superar seus desejos de vingança: isso envolve preferir compreender, aceitar e transformar a sede de desforra em uma força realmente positiva. Isto é extremamente difícil, mas é melhor do que carregar o peso de tantas lembranças dolorosas, mágoas ou antigas disputas não resolvidas, olhando sempre para o passado com sofrimento e para o futuro com medo.

Perdoar pode ser o gesto definitivo que permitirá curar as feridas, ensolarar a sua vida. Igualmente, pode significar restabelecer o equilíbrio ("o que passou, passou..."), para se sentir livre e construir uma vida baseada em novas perspectivas, novos sonhos e novas possibilidades.

PARTE IV

O poder do sexo

Capítulo 13

Ressuscitando o sexo

ÀS VEZES, DURANTE UMA RELAÇÃO SEXUAL, RUÍDOS EMOCIONAIS, como lembranças desagradáveis, preocupações do dia-a-dia, sensações indesejadas, podem tomar conta da mente e distrair a atenção, deixando-nos fora de sintonia com o outro.

Ao contrário do que se imagina, qualquer pessoa pode ter problemas sexuais. No entanto, a sociedade moderna, em grande parte impulsionada pela mídia, vem criando a falsa impressão de que o sexo pode ser um fim em si mesmo e é sempre bom.

Ora, todos sabemos que ninguém faz sexo apenas com o corpo, mas sobretudo com a mente. Assim, quando uma pessoa vai para a cama, leva junto consigo toda uma história de vida: pessoas com as quais se relacionou, erros e acertos que trouxeram lições importantes, lembranças agradáveis e dolorosas...

Nesse caldeirão emocional, é compreensível que surjam certas disfunções ou insatisfações. Praticamente todos os casais apresentam dificuldades sexuais em algum ponto do seu relacionamento.

Muitas vezes, os parceiros sentem-se desajeitados, ou senão distanciados, afastados um do outro, como se um muro ou uma parede de papelão tivesse sido construída bem no meio da sua cama de casal.

Segundo dados de pesquisas norte-americanas, um em cada três homens e a maioria das mulheres apresentaram alguma queixa, algum problema sexual no último ano, o que significa que hoje em dia existem milhares de casais nos quais pelo menos um dos parceiros ou os dois passam uma parte do tempo batalhando para superar suas diferenças entre quatro paredes.

Oh! Dúvida cruel

Raramente os homens e as mulheres são honestos a respeito de sexo. Temos medo de ofender, de fracassar, de nos mostrarmos insensíveis. O gatilho sexual é tão frágil que temos receio de danificá-lo. O resultado final pode ser uma ligação equivocada, pontilhada de mentiras e ressentimentos.

No livro *Resurrecting Sex* ("Ressuscitando o sexo"),[9] o renomado terapeuta sexual norte-americano, David Schnarch, analisa as expectativas, as ansiedades e as fantasias do mundo atual que afetam a vida íntima de homens e mulheres. E começa indagando:

"O que você procura? Está buscando a felicidade? Amor? Paixão? Uma conexão com o seu parceiro? Sexo *sexy*?

O que você está sentindo e encontrando atualmente? Solidão? Desânimo? Frustração? Sexo repetitivo?"

O desajuste entre o que as pessoas esperam e o que elas encontram no seu dia-a-dia é justamente um dos principais responsáveis pela confusão generalizada e pelo grande número de frustrações que os casais escondem debaixo dos seus lençóis.

Os homens se queixam das mulheres afirmando que elas desejam demais. Alimentam expectativas irreais e românticas de intimidade sexual. Querem que seja tudo perfeito, principalmente o dia seguinte, em vez de simplesmente aproveitar, desfrutar o momento.

Divergências e discussões em relação ao sexo deixam aqueles que poderiam estar se abraçando às vezes à beira de um ataque de nervos.

Este é um quadro que se agrava à medida que os parceiros não confiam em si mesmos e se sentem inadequados um com o outro. Nem mesmo na hora do sexo nós conseguimos falar a mesma língua, diz uma cliente minha: "Eu sei que um toque vale por mil palavras, logo quero carinho, ser tocada, e ele sonha com carícias apimentadas."

Muitos homens conhecem pouquíssimo a respeito da sexualidade feminina. Aprenderam quase tudo o que sabem com outros homens, nas revistas ou nos filmes eróticos.

Por exemplo, não estão certos de saber se a mulher teve ou não um orgasmo. Sentem-se confusos a respeito de como estimular o clitóris ou de onde estão as zonas erógenas da mulher, como também quando usar a força ou apenas a delicadeza.

Muitas vezes ficam sem graça de perguntar, portanto a minha sugestão é: diga-lhe, mostre-lhe, faça brincadeiras que aliviem a tensão. Torne a situação segura para vocês dois.

Os homens também precisam da aprovação do seu pênis, tanto quanto as mulheres precisam sentir que seus corpos são atraentes. Há uma tremenda ansiedade em relação ao tamanho do pênis, apesar das alegações médicas de que isso não faz diferença. Os homens não acreditam nisso, nem as mulheres. Faça com que ele saiba que você aceita e aprecia o corpo dele.

Os homens dizem que o modo como estão se sentindo no momento é muito importante para um sexo gostoso. Querem se sentir desejados, bem-sucedidos ou qualquer outra coisa que reafirme sua força e crie segurança pessoal no encontro. Querem também se sentir fisicamente bem porque, para eles, existe uma ligação direta entre auto-estima e energia sexual.

Sexo entrelaçado com ansiedade

Achamos que o desejo sexual deve acontecer e durar para sempre. Esquecemos que uma grande parte da "química", da excitação inicial, é pura ansiedade.

Não raro, o encontro de um homem com uma mulher desconhecida desencadeia um fluxo de adrenalina e de ansiedade que, por si só, faz com que um namorante perceba o outro como surpreendentemente interessante ou incrivelmente atraente. "Assim que eu bati os olhos nela, senti uma atração irresistível. Mal trocamos algumas palavras, e foi como se nós dois tivéssemos tomado um elevador direto para o sétimo céu."

Por outro lado, às vezes, os amantes podem estar enraivecidos ou tensos e, ao mesmo tempo, sexualmente excitados. Existem várias possibilidades, como acontece com parceiros que costumam ter relações sexuais quando seu nível de ansiedade está nas alturas: logo após uma briga acalorada ou depois de ficarem provocando, agredindo um ao outro por longo tempo.

Nesses momentos, as sensações experimentadas são realmente poderosas e a resposta sexual atinge um máximo de intensidade, pois a estimulação proveniente do sexo entrelaçado com ansiedade não ocorre somente entre as pernas, mas se assemelha a um calor que sobe pelas entranhas, pelo peito, pela face.

De fato, a ansiedade pode aumentar a excitação sexual. Muitas pessoas sabem disso e perseguem uma sensação de audácia, de perversidade, acreditando na promessa de um prazer sem limites. Querem ter a impressão de estar transgredindo, quebrando as regras e escapando ilesos, o que nem sempre acontece.

Entretanto, em relação à ansiedade, as opiniões se dividem. Para alguns, a ansiedade em seus diferentes níveis é a fonte de todas as dificuldades enfrentadas pelos amantes, sobretudo no plano sexual; já para outros, aqueles que "gostam de acelerar na descida", ela pode transformar-se em um forte estímulo.

Divergências à parte, posso dizer que o problema não está na ansiedade em si mesma, mas em como as pessoas reagem a ela.

Assim, quando você está seguro de si, um nível baixo ou moderado de ansiedade faz com que focalize a sua atenção, se concentre e se entregue ao prazer. Por outro lado, quando você está inseguro, o mesmo nível de ansiedade pode atrapalhar-lhe , desconcentrar-lhe e às vezes sobrepujar-lhe como uma onda de maré alta.

O lado mais fértil da imaginação: fantasias

Apesar da grande polêmica e de todos os tabus que cercam as fantasias sexuais, podemos afirmar que se trata de algo normal, capaz de auxiliar as pessoas na obtenção do tão disputado orgasmo. Muitas pessoas desenvolvem fantasias que automaticamente provocam prazer e recorrem a elas durante toda a sua vida. "Sempre imagino que estou tendo uma relação sexual com um homem muito rude, e mais importante que isso, contra a minha vontade."

As fantasias também têm um papel muito relevante na masturbação, ao ponto de ser muito difícil chegar ao orgasmo sozinho sem recorrer ao lado mais fértil da imaginação

A maioria dos homens tem uma fantasia secreta na vida, a cerca da qual suas parceiras nada sabem. Há séculos que os homens escondem revistas pornográficas no fundo do armário, no porta-malas do carro etc. e masturbam-se no chuveiro ou em outros lugares apropriados. Isto porque, no fundo da imaginação masculina, o sexo pode ser seguro, simples, excitante e ilimitado.

Os homens sabem que seu mundo de fantasia não tem efeitos negativos sobre suas relações ou sobre a sexualidade da esposa, e ressentem-se da tentativa das mulheres de colocarem um basta a tais atividades. Sugestão: deixe as revistinhas dele em paz. Isso tudo serve para aumentar ou descarregar o tesão dele, e é saudável.

Mas o que dizer em relação às fantasias sexuais na hora da relação a dois, que pressupõem algum tipo de infidelidade ou traição? Em primeiro lugar, é importante distinguir fantasia de realidade. Fantasia é o que acontece na sua mente; realidade é o que acontece na sua cama. É fundamental levar isso em conta antes de emitir qualquer juízo de valor.

Sem dúvida, há namorantes que na hora de transar com o seu parceiro oficial costumam imaginar que estão diante de um amante desconhecido ou senão bastante conhecido e "proibido". Contudo, essa é uma "prática" bem mais corriqueira do que se imagina, afinal as pesquisas indicam que fantasias nas quais ocorre a troca ou a substituição do parceiro, ainda que momentânea, são as mais comuns entre os casais.

Assim, namorantes de todas as idades costumam usar fantasias para se dissociar do parceiro ou para compensar o fato dele estar meio "desligado".

Por outro lado, dois amantes podem ainda desenvolver um tipo de fantasia em conjunto, como fingir que são pessoas diferentes, morando em lugares diferentes, em outras épocas. Podem também imaginar várias cenas de encontros ou reencontros, das mais românticas às mais eróticas.

Essas fantasias fazem rir, relaxar e até aumentar os níveis de excitação. Nesse caso, servem para intensificar a intimidade, ou seja, para cada um sentir-se mais próximo, mais envolvido com o outro.

Capítulo 14

Orgasmo: esse nosso (des)conhecido

UMA DAS QUEIXAS MAIS COMUNS NOS CONSULTÓRIOS MÉDICOS diz respeito a problemas crônicos relacionados ao orgasmo. Por essa razão vale a pena aprofundar este assunto e tentar encontrar caminhos alternativos.

O que poucas pessoas sabem é que a relação sexual é na verdade a forma mais difícil para a maioria das mulheres alcançar o orgasmo. Somente um terço delas conseguem chegar ao clímax com a penetração. As demais, que representam 70% da população sexualmente ativa, necessitam de uma maior estimulação do clitóris para ter prazer.

Apesar disso, muitas mulheres ainda acreditam que podem alcançar o orgasmo sem se tocar ou serem tocadas na região em torno do clitóris, ou seja, insistem em perseguir o orgasmo da maneira que a maior parte das mulheres jamais consegue.

Felizmente, embora muitos homens ainda estejam convencidos de que a penetração é o fator principal numa relação sexual, um grande número de mulheres já descobriu as vantagens da masturbação individual ou mútua e da troca de carícias para atingir um pico de excitação.

Freqüentemente, a masturbação revela-se o melhor caminho para quem nunca conseguiu ter um orgasmo na vida. E inúmeras pessoas têm seu primeiro orgasmo sozinhas não por acaso. Muitas vezes, é mais fácil soltar a imaginação e se permitir ter prazer com isso quando não há uma pessoa observando cada um dos seus passos. Além disso, também conseguimos prestar mais atenção em nosso próprio corpo e perceber a proximidade de um orgasmo sem as distrações provocadas por um parceiro apressado ou preocupado.

De fato, os estudiosos afirmam que a masturbação é o caminho mais seguro para levar ao orgasmo, não aquele sem sabor, como se imagina, mas um dos mais intensos do ponto de vista fisiológico.

Segundo as estatísticas, a maioria das mulheres que recorrem à masturbação conseguem alcançar o orgasmo por elas mesmas, e muitas passam a ter prazer na relação com o parceiro, como tão bem explica Julia Heiman e Joseph Lopiccolo no seu livro *Descobrindo o Prazer*[10].

A excitação sexual

Para ter um orgasmo ou chegar até ele com maior facilidade, é preciso aumentar seu nível de *estimulação*. Além disso, é fundamental ser capaz de reconhecer as sensações que estão envolvidas nesse processo do início ao fim.

De acordo com pesquisas feitas em laboratório, é difícil para o corpo separar *excitação em geral* de *excitação sexual*. Quando a atividade do sistema nervoso se encontra elevada, a resposta sexual é muito mais intensa.

Às vezes os homens preferem as "rapidinhas". Pode ser que o sexo pelo sexo não seja romântico, mas pelo menos de vez em quando os homens precisam brincar de "te agarrei".

Por outro lado, muitos homens e mulheres que não apresentam dificuldade para que seu corpo fique excitado, não conseguem sentir-se estimulados emocionalmente, ou seja, falta desejo, erotismo. Por isso, é fundamental sincronizar a mente e o corpo e ficar "inteiro" na hora do sexo.

Mais do que ser tocado nos chamados "pontos quentes" (zonas erógenas), a excitação sexual exige um grau de conexão emocional entre os parceiros, como também a disponibilidade dos dois para dar e receber prazer. Quando dois namorantes estão "desconectados", tocam sem sentir, transam por transar. Da mesma forma, quando acontece uma briga ou existem mágoas pendentes, para muitos fica difícil se entregar ao prazer.

Há também os casais que não respeitam os sinais enviados pelos seus sentimentos, e acabam reféns do cansaço, da ansiedade e da frustração. O sexo, por sua vez, fica mecânico, repetitivo e irritante.

Como me disse uma cliente: "Na hora da relação sexual, eu me sinto como se estivesse numa esteira rolante, porém fico ansiosa porque já sou obrigada a sair na velocidade máxima. Aí, adeus aquecimento, adeus orgasmo!"

Excitação sexual significa aquilo que você está sentindo (ou deixando de sentir) a respeito do que o seu corpo está fazendo. Quase todas as mulheres demoram mais para se envolver emocionalmente e fisicamente por causa de problemas circunstanciais: o bebê chorando no outro quarto, um ruído estranho, o telefone tocando, enfim, qualquer coisa que disperse a atenção. Quando isso acontece, não raro é preciso ter muita paciência para se concentrar e começar tudo outra vez.

Além disso, algumas pesquisas mostram que aquilo que estamos sentindo nem sempre coincide com o grau de excitação do corpo. O coração bate mais forte, mais rápido, o sangue flui para a região pélvica, há uma ereção ou lubrificação, mas a sua cabeça está em outro lugar, "viajando". Pode ser que você consiga chegar até o orgasmo, mas esse tipo de dissociação na hora do sexo não traz prazer por inteiro, servindo apenas como uma forma de descarregar a tensão acumulada no dia-a-dia.

Muitos homens e mulheres podem dar e receber mais de um tipo de estimulação ao mesmo tempo, porém, enquanto o som muito alto do rádio pode excitar um, também pode distrair o outro. Em geral, quanto mais você atiça, provoca, incita o parceiro, maior é o grau de estimulação total.

Costuma-se dizer que por onde deslizam as mãos, em seguida deslizam os lábios. Assim, beijar aumenta o nível de estimulação; por outro lado, quando um dos namorantes fuma e o outro não gosta do cheiro do cigarro, isso pode comprometer o poder de excitação do beijo. Nesse caso, fumar revela-se um péssimo afrodisíaco!

No mundo moderno, o nível de expectativa do homem em relação ao seu desempenho sexual nunca foi tão alto. Para dificultar ainda mais as coisas, a imagem física ideal mostrada na televisão é praticamente inatingível: abdome rígido como uma rocha, braços musculosos, peitorais bem definidos, além da promessa enganadora de energia sexual inesgotável.

Nas revistas dirigidas ao público masculino, as chamadas de capa prometem: "você pode ser melhor do que o 'ex' dela"; "Virilidade no mesmo nível dos seus 30 anos". Na verdade, esse tipo de "incentivo" mais atrapalha do que ajuda, uma vez que tanto nos animais quanto nos homens a frustração faz baixar o nível de testosterona. Sabe-se, por exemplo, que uma súbita perda do amor-próprio ou do domínio de uma situação (ficar sem emprego, sem dinheiro, sem amigos) reduz a taxa de hormônios sexuais masculinos, enfraquecendo assim o impulso sexual.

A pesquisadora norte-americana Gail Sheehy, no seu livro *As novas passagens masculinas*[11], aborda justamente os segredos da virilidade dos homens, mostrando como a potência sexual masculina muda durante a vida.

Segundo a autora, entre 15 e 30 anos, os homens estão na fase do "sexo acelerado". Os jovens têm pressa, por isso praticam o ato sexual como se estivessem competindo numa prova de Fórmula Indy: "Veja como chego às cem milhas em 30 segundos." Em geral, buscam um tipo de gratificação instantânea, uma recompensa imediata que também servirá de troféu para mais tarde poderem se vangloriar.

Entre 30 e 40 anos, provavelmente o homem já está casado e encara a relação sexual como uma obrigação, uma decisão consciente a ser tomada a cada tantos dias ou nos finais de semana. Nessa fase, um entusiasmo maior pela competição no trabalho bem como a luta pela sobrevivência tendem a prender a atenção dos homens. Aqueles que ainda se encontram solteiros, por sua vez, seguem praticando sexo casual, "surfando" de uma minipaixão para outra.

Após os 40, geralmente o ciclo de vida sexual de um homem chega ao auge do seu aperfeiçoamento. Na verdade, o nível máximo de produção hormonal e energia sexual é alcançado aos 30 anos, mas somente aos 40 ele começa a aprender a lidar com seu próprio corpo. Isso é o que se pode chamar de *segunda geração do orgasmo*: enquanto nos mais jovens a rapidez dos estímulos faz com que estejam mais voltados para a quantidade (romances de estação, desejo sem compromisso), nos homens maduros, uma maior lentidão das respostas sexuais permite a eles conseguir controlar, prolongar e saborear cada encontro erótico.

Finalmente, após os 55 anos o impulso sexual masculino passa a depender mais da fantasia, da sensação de estar em forma. Nessa fase, é normal ocorrerem alguns lapsos na virilidade e na vitalidade do homem, ou seja, é comum haver falhas de ereção ou ereções parciais, como também "orgasmos secos" (prazer sem ejaculação).

Com o avançar da idade, o homem pode notar uma diminuição da força e da massa muscular. Hormônios importantes (não apenas a testosterona) também declinam gradualmente. O sangue flui com menos rapidez para os órgãos genitais e os nervos que transportam os sinais que permitem a ereção perdem a velocidade. Os orgasmos masculinos variam em intensidade e prazer, assim como os femininos.

O efeito combinado de todas essas alterações é o que produz uma resposta sexual às vezes hesitante, mas por outro lado podem favorecer uma relação sexual mais próxima da parceira, superaconchegante e, por que não, mais satisfatória para ambos.

Alguns homens não sentem a liberdade de recusar um convite sexual. O homem pode estar cansado, entediado, com raiva, deprimido, mas sua necessidade de atestar sua masculinidade sobrepuja tudo o mais. O resultado deste tipo de sexo compulsório pode ser uma falha de ereção. As mulheres devem facilitar para os homens a possibilidade de dizer não.

Outros não estão em contato íntimo com as suas emoções, por isso desconhecem o que sentem e o que querem, mas isso não significa que não desejem ser amados.

Para ter um orgasmo basta se masturbar, realizar uma espécie de "massagem eufórica" acompanhada de uma fantasia erótica. Mas, para se sentir amado, é preciso ser dois! Nessas circunstâncias, "um se abandona ao outro" e não "um abandona o outro".

Capítulo 15

Mudar vale a pena

SABEMOS MUITO POUCO A RESPEITO DA NOSSA SEXUALIDADE. O sexo ainda é um mistério para muitos de nós. Por isso, lidar com ele pode parecer uma tarefa assustadora, intimidadora. Inúmeros casais se digladiam durante anos por questões mal resolvidas na sua vida íntima.

É por essas e outras razões que muitos namorantes solteiros ou casados estão buscando uma segunda chance de acender a chama da sua sexualidade, o que muitas vezes implica mudar aquilo que está errado no relacionamento.

Uma das estratégias mais eficazes é não ficar preso às lembranças do passado, não deixar que elas controlem você, afinal o futuro que deseja não está no que ficou para trás, mas naquilo que está por vir. Pensar e agir dessa forma nos dá motivação para mudar.

É importante lembrar que quem realmente deseja mudar não pode ficar colocando uma série infinita de precondições, caso contrário permanecerá encalhado no passado.

("Se ele não chegar tarde... se ele não esquecer"...). Da mesma forma, não deve exigir garantias de que tudo vai dar certo e ser absolutamente perfeito daquele momento em diante.

Por outro lado, há que se cultivar a esperança, pois é ela que nos enche de força para viver enquanto fazemos o que é preciso para a mudança ocorrer de fato. Ter esperança significa acreditar em si mesmo apesar das dúvidas, valorizar a vida e se sentir parte dela, agindo com fé e confiança para conseguir o que se deseja.

O limiar da resposta sexual

Para aqueles que desejam chegar ao orgasmo com mais facilidade existe um modelo *holístico* que parte do princípio de que o ser humano é um todo indivisível, não podendo ser explicado nem pelo seu lado físico, nem pelo psíquico, considerados separadamente, isoladamente.

De acordo com o terapeuta sexual David Schnarch, já citado, quando o assunto é sexo, há uma série de variáveis que devem ser levadas em conta: saúde, desejo, estimulação física, intimidade, erotismo, amor, paixão, entre outras. Cada uma delas tem a sua importância e todas estão interligadas.

Normalmente, durante o ato sexual os músculos de todo o corpo se tensionam. Enlaçados, os amantes respiram juntos, dividem as mesmas sensações, seus corações disparam e uma onda de calor os envolve.

De acordo com o Dr. Schnarch, fazer com que o corpo tenha uma resposta sexual positiva e alcance o clímax é como conseguir alçá-lo, erguê-lo acima de uma barra horizontal para ultrapassar um determinado limite. Esta é uma comparação simples, fácil de imaginar, porém difícil de conseguir.

O corpo detecta os estímulos que estão sendo conduzidos pelos seus nervos, músculos, neurônios, e reage quando reconhece que está sendo sexualmente estimulado. Normalmente, há dois picos de excitação, chamados de "limiar da resposta". Nesses momentos específicos, você sente que está quase alcançando o prazer total ("quase lá").

O prazer sexual não está em atingir rapidamente o cume da montanha (orgasmo) e em seguida descer, mas sim em aumentar a excitação e mantê-la num alto nível até não agüentar mais.

Em geral, o primeiro pico de excitação acontece no auge das carícias preliminares; já o segundo pico ocorre imediatamente antes do orgasmo. Esses limiares correspondem justamente àquela barra horizontal que você imaginou. Assim, quando a sua excitação ultrapassa tais pontos de referência, você sente o reflexo mais prazeroso que o corpo humano pode proporcionar: o orgasmo.

Algo mais...

Mas não é apenas o seu corpo que determina o que vai acontecer na sua cama. Coisas inesperadas podem ocorrer e impedir o seu encontro com o orgasmo. Nesse caso, talvez seja importante refletir a respeito dos seus sentimentos e avaliar qual o significado que eles carregam para você (as lembranças, as associações que faz na sua mente na hora do sexo: com aquilo, com quem, onde como etc.).

A resposta genital e o orgasmo certamente são reflexos, mas a estimulação para um encontro íntimo envolve mais do que um estímulo sensorial (visão, cheiro, gosto, toque, som). Quando as pessoas pensam em estimulação sexual, normalmente elas focalizam sua atenção no corpo e esquecem do psicológico ou que ambos são um "todo indivisível".

Não basta só tocar, friccionar muitos lugares diferentes ao mesmo tempo, mais depressa ou com mais pressão e força. Muitas vezes, uma fantasia pode ter um impacto maior no nível de excitação do que as carícias propriamente ditas, os estímulos sensoriais. Cada amante tem seu ritmo, seu jeito de amar e o gostoso é poder descobrir esses segredos.

O que eu penso

Baseando-me em tudo que já li a respeito do assunto (portanto, não se trata de um dado estatístico, mas de uma suposição), eu acredito que atualmente 30% das mulheres brasileiras (mais ou menos um terço) têm dificuldade para atingir o seu pico de excitação, ou seja, o orgasmo.

Se você é uma dessas mulheres, fale com seu ginecologista, procure um tratamento especializado para o seu problema. Você não vai querer fazer amor com freqüência, se de fato existir pouca ou nenhuma satisfação da sua parte. Tente encontrar um caminho, algum prazer; na vida o melhor que cada um de nós pode fazer é tentar.

Já outras 30%, às vezes conseguem atingir o orgasmo, outras vezes não, e eu me incluo neste grupo. O orgasmo vai e vem, dependendo de muitas variáveis: cansaço, aborrecimentos de todo tipo etc.

Se você faz parte deste segundo grupo saiba que é preciso que haja espaço para que o prazer entre em sua mente. Se ela estiver afogada em preocupações, isso dificilmente acontecerá.

Use técnicas de relaxamento para filtrar os resíduos do dia. Deixe a realidade em suspenso, delete os problemas durante os momentos do amor. Faça tudo que estiver ao seu alcance para minimizar as distrações (desligue o telefone celular, tranque a porta, ponha o cachorro para dentro ou para fora...).

Sintonize-se profundamente em suas próprias sensações. Concentre-se nos pontos em que está sendo tocada e mergulhe de tal maneira nessas estimulações eróticas que nada consiga desviar sua atenção. Permita que o prazer aconteça para você.

Já o último grupo, aqui representado por mais 30% das mulheres, por incrível que pareça não tem a menor dificuldade de sentir um orgasmo e sempre consegue chegar ao clímax, independente das circunstâncias. Essas mulheres têm um conjunto peculiar de gatilhos sexuais. Para muitas delas, por exemplo, basta uma fantasia erótica seguida das contrações dos músculos do amor e pronto, automaticamente é desencadeado o orgasmo.

Existem grandes diferenças na quantidade de estimulação que cada mulher precisa para alcançar o ápice do prazer. Como já expliquei antes, muitas só conseguem obter o orgasmo por meio da masturbação e nunca na relação sexual com o parceiro. Outras ainda precisam se encostar, se excitar, durante bastante tempo para chegar lá.

Felizmente, num futuro próximo, surgirão medicamentos que facilitarão o aparecimento do desejo e a obtenção do orgasmo para as mulheres, como já está ocorrendo atualmente com os homens.

Novas soluções trazem novas esperanças

Todos sabemos que é muito difícil mexer numa relação a dois na qual desejos, emoções, sentimentos tão intensos estão envolvidos, mas não podemos esquecer que novas soluções sempre trazem novas esperanças.

Não se trata de alimentar fantasias ingênuas ou delirantes nem de desenvolver uma visão cor-de-rosa da vida a dois. Pelo contrário, você precisa ter consciência de que os problemas existem, e principalmente de que não está só, afinal, centenas de outros casais também enfrentam ou vão enfrentar as mesmas dificuldades. Dessa forma, você vai se tornar mais tolerante em relação às suas próprias limitações e mais paciente da próxima vez que for fazer amor!.

Por outro lado, não se pode esperar vencer o problema sem antes compreendê-lo, como explica a professora da Faculdade de Medicina da Universidade de Washington, Jennifer James. Analisando um casamento de amor sem sexo, ela comenta:

"Nada há de errado com o celibato, por um ano ou para sempre, se isso convém a seu relacionamento e a seu temperamento. Muitas pessoas gostam de canalizar sua energia sexual para outras paixões. Não se sentem carentes; na realidade, sentem-se melhor."

"Já um período de celibato pode significar para você uma temporada de descanso... Não é porque todo mundo parece ter uma vida sexual ativa, que isso deve ser uma obrigatoriedade... A renúncia à vida sexual por algum tempo não é uma renúncia ao amor... Estes casais sentem a intimidade e a união em muitos outros níveis, pois o amor pode existir de muitas formas."

A tolerância aumenta sempre que a realidade toma o lugar da irrealidade, por isso é importante que você faça uma avaliação realista das suas dificuldades ("Será que eu sofro de ejaculação precoce?", "Será que tudo dá errado porque na hora 'H' eu não consigo me entregar?") e procure ajuda (ir ao ginecologista, urologista, terapeuta sexual) para analisar a questão tanto do ponto de vista da sexualidade como do seu relacionamento, e aprender a lidar com ambos da melhor forma possível.

PARTE V

O poder do amor

Capítulo 16

Amor em jogo

AO CONTRÁRIO DO QUE DIZ A LENDA, O AMOR NÃO É CEGO. Nós é que somos "cegos" e vivemos sempre tentando descobrir novas facetas e diferentes camadas, superficiais ou profundas, desse mistério chamado amor.

Herdamos uma grande variedade de visões e conceitos sobre o amor. De fato, são tantos os pontos de vista a respeito do que é o "amor verdadeiro", que talvez a melhor estratégia seja reconhecer que cada uma das experiências vividas pelas pessoas, em qualquer nível, profundidade ou intensidade, tem o seu próprio valor.

Essas experiências, essas tentativas, não são poucas, afinal elas variam conforme os diversos tipos de temperamento, níveis de desejo e as diferentes químicas resultantes da proximidade entre os amantes.

Imersos nesse mar de possibilidades, nós nos sentimos perdidos e procuramos um porto seguro. Tentamos incessantemente "enquadrar" o amor, defini-lo, estabelecer uma fórmula que desvende de uma vez por todas esse enigma que acompanha o ser humano ao longo dos séculos.

Mas será que existe uma essência única, uma natureza própria do amor entre um homem e uma mulher?

No seu livro *Challenge of the Heart* (*Desafio do coração*),[12] o psicólogo norte-americano John Welwood reúne vários autores que estudaram o amor, o sexo e a intimidade nos tempos modernos.

Sem querer determinar qual é a fórmula certa ou errada, esses especialistas confirmam que cada tipo de amor se aproxima de nós com uma coloração diferente, equivalendo sempre a um novo ensaio ou a uma nova experiência.

Nesse sentido, não é possível dizer que uma paixão inspirada por um corpo delicioso seja menos intensa do que um relacionamento consciente na sua forma mais refinada. Do mesmo modo, o amor à primeira vista não deve ser mais valorizado do que um sentimento que nasce do convívio prolongado entre duas pessoas.

É como se cada uma das formas de amar representasse uma cor do arco-íris: o vermelho vivo da paixão, as nuances douradas da amizade amorosa, as várias tonalidades de azul do companheirismo... E todas elas, sem exceção, têm um lugar igualmente essencial na vida humana.

Aliados íntimos

O amor não é simplesmente uma dádiva divina, algo que cai do céu em cima da sua cabeça e salva você do inferno aqui na Terra. Precisamos lutar por ele, conquistá-lo, e principalmente saber preservá-lo.

Há autores para os quais a relação de amor entre homens e mulheres está essencialmente baseada na amizade. Acreditam que a paixão não passa de uma busca adolescente pelo "elixir dos deuses", que supostamente seria capaz de proporcionar excitação, êxtase e arrebatamento para todo o sempre. Portanto, não consideram o fato de se apaixonar como sendo o encontro do amor.

Para os defensores desse ponto de vista, o amor é o que fica depois que as luzes se apagam e a euforia inicial sai de cena; nesse momento, podemos "escolher" amar verdadeiramente, o que significa não ser egoísta e fazer concessões em nome do convívio saudável com uma outra pessoa. Assim, o amor não pode ser reduzido a um sentimento, uma vez que envolve um processo consciente de tomada de decisão por parte do namorante, exigindo muito esforço, maturidade e responsabilidade para ir além dos limites do desejo, do "tesão" puro e simples.

Outros especialistas afirmam que o amor é, antes de tudo, discernimento, uma capacidade de estabelecer as diferenças. Ninguém ama sem razão. Se amamos alguém é porque essa pessoa possui características muito especiais e, principalmente, *amáveis*, as quais permitem que esse sentimento floresça.

Por outro lado, se poucos têm o privilégio de serem amados, poucos também são capazes de amar verdadeiramente. Segundo esses pensadores, o amor não é um sentimento banal, algo que se possa achar à vontade em qualquer lugar. Trata-se de uma experiência rara, um sentimento que somente certas pessoas se revelam capazes de vivenciar. É impossível para o amor se enraizar ou fazer parte da vida de uma pessoa se ela se mostra endurecida, inflexível e incapaz de se interessar profundamente pela essência do outro.

Se um namorante é insensível, como pode seu amor ser sensível? "Como tirar leite desta pedra?" Se é superficial, como pode seu amor ser profundo? Se possui um comportamento imaturo, como pode amar de forma madura? Então, o relacionamento com alguém assim muitas vezes é um "sonho vazio".

Há ainda um outro grupo de estudiosos que enfatiza a importância dos casais se manterem próximos da realidade, "com os dois pés bem fincados no chão", e procuram estabelecer a diferença entre o amor humano e o amor idealizado. Reagem contra o excesso de fantasias românticas que a nossa cultura inventou nos últimos anos e vão para o outro extremo: tiram o amor do Paraíso e trazem-no de volta para a Terra, onde ele abdica da sua "aura mágica" e não costuma ser tão monumental ou tão cheio de "copas de mel".

Mas isso não significa que amar não possa ser uma experiência incrivelmente excitante ou emocionante. Apenas fazem questão de reconhecer que ela não exclui as tarefas nada românticas do cotidiano, como ter de ganhar a vida, equilibrar-se dentro de um orçamento apertado, cuidar da casa, pôr comida na mesa duas, três vezes por dia etc.

O grande desafio é justamente encontrar um significado nesse trabalho a ser executado, que envolve dificuldade, esforço ou prazo determinado. Tudo isso sem perder a ternura: aqueles gestos espontâneos de carinho e encorajamento que servem para desembaraçar os nós dos quais nos sentimos prisioneiros nas horas mais difíceis da vida.

Desvios do destino: estragos causados pelo amor romântico

Apesar de todo o aprendizado, dos muitos altos e baixos, e de nos considerarmos "gatos escaldados" nos assuntos do coração, esse monstro chamado "amor romântico" ainda nos persegue com a velha promessa do "príncipe encantado" e do "foram felizes para sempre".

Quando idealizamos uma pessoa ou um relacionamento, a princípio parece não existir nenhum tipo de obstáculo ou impedimento. Somos tragados pela correnteza do desejo que transborda e nos conduz a um mar de sensações sem limites.

Contudo, o parceiro e até mesmo o amor são apenas personagens nesta novela da vida real e, como tal, podem ser substituídos a qualquer momento. "Eu te desejo enquanto você estiver disposto a se encaixar no meu ideal de perfeição." Isto é, o prazo de validade do amor romântico é proporcional ao tempo de duração das facilidades (dinheiro em abundância, entretenimento constante, viagens à beira-mar etc.) que lhe servem de "muleta".

Assim que essas muletas começam a capengar, fica cada vez mais evidente que um não está contente com o outro do jeito que ele é. Como esse vínculo não foi construído sobre uma base sólida de amizade nem solidariedade, a sentença é: "Salve-se quem puder! Primeiro a si mesmo, depois quem puder."

Alguns namorantes insistem em colocar o seu ideal de amor como base para o casamento, o que é extremamente perigoso. O maior problema é acreditar que aquele estado inicial de coisas vai durar para sempre, até que a morte os separe.

Na verdade, esse tipo de pensamento costuma ter um preço muito alto, afinal na vida nós nunca nos contentamos com a "amostra grátis" e queremos sempre mais. Nesse caminho do amor romântico, as decepções são tantas que, no final, ele acaba se revelando tudo aquilo que nós queríamos, pois nos oferece tantas regalias, e "muito menos": praticamente nenhuma segurança.

Apertem os cintos: o amor não oferece mais segurança

A dificuldade de encontrar e manter uma relação duradoura está se tornando um grande problema para um número cada vez maior de pessoas na atualidade.

Manter um casamento infeliz por causa dos filhos já não faz mais tanto sentido. A própria noção de interdependência entre marido e mulher (um precisa do outro, um depende do outro e ambos se complementam) vem sendo posta em xeque pela tão alegada "incompatibilidade entre os sexos": "meu gênio não combina com o seu"; "nós não gostamos das mesmas coisas"; "não é possível combinar nossos horários: quando eu quero, você não quer".

O mito do amor romântico, retratado infinitamente por Hollywood, além dos mitos fabricados pela própria televisão, que utiliza cenas tórridas de paixão sensual para vender todo tipo de produtos (casa, automóvel, fogão, geladeira), dificultam a tarefa de descobrir o que uma verdadeira relação a dois requer de nós.

Para complicar ainda mais as coisas, a ênfase no individualismo faz com que cada um dos parceiros coloquem suas necessidades de crescimento muito acima das necessidades do casamento como um todo.

O problema é que para essas pessoas o prazer do amor está muito associado à satisfação dos seus próprios interesses. "Primeiro eu, segundo eu, terceiro eu e, depois, tudo o mais." E como tudo na nossa sociedade está mudando numa velocidade nunca vista, fica mais difícil para dois companheiros manterem o seu crescimento e as suas mudanças pessoais numa velocidade mais ou menos equivalente.

Assim, a qualquer momento, os interesses de ambos os parceiros ou de um deles podem mudar e comprometer totalmente a relação. "O meu amor só é infinito enquanto duram as minhas regalias." Dentro dessa filosofia, toda e qualquer quantidade de tempo ou esforço que é dedicado ao outro é "calculado" como um investimento ou um sacrifício, que invariavelmente *tem* que trazer algum retorno.

Embora repartir a vida com alguém signifique, até certo ponto, abrir mão da própria individualidade, a sociedade moderna não se cansa de repetir que cada um deve intensificar o seu próprio ego, pensando mais em si, só em si. Dessa forma, hoje em dia o tesouro dos tesouros, a forma máxima de gratificação para muitos, é a realização do próprio desejo, a conquista do próprio prazer. É por isso que o amor está em jogo.

Ora, todos nós sabemos que é humanamente impossível venerar o amor e a individualidade ao mesmo tempo (um contra um não é igual a dois). Sendo assim, é fundamental equilibrar os nossos interesses com os do outro.

Quando existe parceria de verdade, isso significa que ambos os namorantes desejam o melhor para cada um e para a relação como um todo. Perdem o interesse na guerra entre os sexos porque estão ocupados demais aproveitando o jogo.

Capítulo 17

A dupla chama

SEGUNDO O POETA MEXICANO OCTAVIO PAZ, A CHAMA É A parte mais sutil do fogo, a qual se eleva em figura piramidal. O fogo original e primordial, ou seja, a sexualidade, levanta a chama vermelha do erotismo e esta, por sua vez, sustenta outra chama, azul e trêmula: a do amor. Erotismo e amor são, portanto, a dupla chama da vida.

Se você deseja vivenciar plenamente o fenômeno do amor, acima de tudo é necessário se libertar da idéia comum de que ele é um sentimento universal e que todos nós temos um direito adquirido de nascença garantindo que iremos encontrá-lo ao longo da vida.

Assim como existem talentos maravilhosos e únicos para escrever poesia, compor uma música, lutar por uma causa, encantar corações e mentes com o poder da palavra, ser capaz de amar também é um "talento" que *certas* pessoas possuem em maior ou menor grau.

Afinal, não é todo mundo que tem essa capacidade de discernimento, ou seja, de realmente perceber o outro e se entregar. Nem todo mundo tem a capacidade de preservar e recriar o amor. Isso significa que nem todos nós seremos amados o tempo todo como gostaríamos. Só às vezes!

Encurralados no paraíso

Depois que a paixão se transforma em amor, precisamos mais do que instinto, intuição ou inspiração para lidar com a realidade. Evidentemente, quando há compromisso entre os parceiros, a relação tem muito mais chance de dar certo. Compromisso significa decidir lidar com os obstáculos que interferem no fluxo do amor tanto dentro de nós como na relação com o outro.

O modelo de casamento dos nossos avós, ou dos nossos pais, baseado estritamente no dever, fazia com que o compromisso se assemelhasse a estar unido por uma "supercola". Quantos sacrificaram a própria vida, liberdade e crescimento em nome dessa obrigação! Esta é uma das fontes do atual medo do compromisso: olhar para o passado e sentir uma espécie de pavor de ficar "grudado", amarrado, encurralado num beco sem saída.

Já no outro extremo daquela época, muitos casais decidiam ficar juntos baseados numa "esperança ingênua" de que seu amor romântico seria suficiente para mantê-los unidos para sempre. Então, quando a lua-de-mel acabava e surgiam os primeiros conflitos, eles se sentiam totalmente despreparados para lidar com a situação. Juravam fidelidade eterna e muitos tropeçavam para dentro do casamento semi-adormecidos, embalados unicamente pelos seus sonhos, para depois acordarem encurralados no paraíso.

Tipos de ligações amorosas

Hoje em dia os amantes não aceitam mais essas imposições e estão em busca de uma união, um compromisso consciente, não só baseado em promessas, mas em uma troca real e viva.

No mundo moderno existem vários tipos de compromisso que os enamorados costumam assumir...

Um deles, por exemplo, é em relação ao outro, que, assim como você, abriu mão da sua independência para mergulhar de cabeça numa aventura a dois. Com o tempo, porém, as coisas tendem a mudar e ambos podem se desencantar.

Outro tipo de compromisso é com o relacionamento e a tentativa de torná-lo sempre melhor. Você investe o melhor de si num projeto de vida em comum e é capaz até de abrir mão de sonhos pessoais para o bem da relação.

Um terceiro é casar, ter filhos e fazer o possível para ficar juntos, amando-se algumas vezes mais, outras menos.

Há ainda inúmeros casais que não se comprometem entre si, nem mesmo com a relação, mas simplesmente com o amor. Apaixonam-se e permanecem juntos enquanto o sentimento durar. Quando a paixão entra em declínio, muitas vezes pedem um tempo, ou então, se o sentimento acaba, cada um vai para o seu "canto".

Um dos problemas desse tipo de compromisso é que o amor normalmente tem altos e baixos, muda como a temperatura da água: ora está quente ou morno, ora fica frio, quase "congelado". Às vezes, pode tornar-se muito quente, em outras ocasiões, frio demais. É possível até faltar água por um dia, uma semana, um mês...

Na verdade, os casais não devem estar comprometidos só com um sentimento, que, como os demais, normalmente vai e vem, senão podem enganar-se e interpretar uma fase de pouco amor como o fim do amor. Ter um compromisso de verdade com o outro significa formar um time de dois para o que der e vier.

Contrato de risco: não blefar

Como atualmente nenhum dos parceiros quer sentir-se sufocado, aprisionado, apanhado em uma armadilha, então a maioria assume compromissos temporários: namoram e deixam "rolar". Perguntas, no entanto, ficam bailando no ar: "Até quando?", por exemplo. Ou: "A partir daqui, para onde vamos?"

Além do medo que os amantes são obrigados a superar, existe uma outra questão a ser resolvida. É que você não poderá comprometer-se com alguém a menos que saiba quem realmente é e o que deseja da vida.

As pessoas freqüentemente enganam a si mesmas em relação a isso, não sabem de onde vêm nem para onde estão indo. Depois estabelecem laços desiguais, baseados em esperanças irreais. Aí descobrem que o outro não é nada daquilo que imaginaram. Surgem então a frustração, a decepção, a incapacidade de aceitar as diferenças...

Na verdade, a essência do compromisso está justamente na aceitação e compreensão do outro e de você mesmo. Sem essas duas condições não existe compromisso.

A coragem de amar

Um de meus livros prediletos chama-se "*Eu te amo! E aí?*",[13] escrito pelo psiquiatra americano David Viscott. Ele diz: "Você se compromete quando sua coragem é maior do que suas dúvidas, seus medos."

Faz muito sentido usar a palavra coragem quando o assunto é amor, porque estar comprometido é assumir uma série de responsabilidades. Por exemplo: morar na mesma casa, dividir as despesas, ter filhos, apoiar um ao outro nos momentos de sucesso, de fracasso e — delícia das delícias! — "coçar onde está coçando", entre muitas outras possibilidades.

Infelizmente, a vida atual mais parece uma corrida de resistência ou de revezamento. Na luta pela sobrevivência, somos todos vulneráveis aos medos e outras fraquezas.

Por outro lado, os namorantes não precisam ficar olhando a satisfação escorregar pelo vão dos dedos ou jogar punhados de felicidade fora, com as duas mãos, a cada fim de semana. Podem, antes, lutar pelas suas expectativas, pelos seus sonhos e por aquilo que não evapora tão facilmente: seu projeto de vida a dois. "Você me aceita do jeito que eu sou e vai perceber que o fato de estarmos juntos nos tornará cada vez melhores."

Mas nunca é demais lembrar que esse é apenas o começo de uma união amorosa realmente sólida, a primeira demão de uma pintura que precisará de centenas de novas camadas. O amor evolui em estágios e muda à medida que vai crescendo. Como já afirmei antes, se vamos viver um amor para valer, precisamos de coragem para isso...

Uma boa notícia é que apesar de todos os medos que o envolvem, mesmo com toda a comercialização que procura torná-lo banal, um respeito inato pelo poder do amor continua a existir no mundo moderno. Afinal, a sensação de amar e ser amado contém em si mesma uma chama, um ímpeto criador.

E esse sentimento, esse "fogo amigo", mistura de prazer e dor, vai continuar a inflamar a imaginação e os corações humanos por muitos e muitos séculos.

Notas

1. *Sexuality in Mid-Life*. Stephen Levine. Plenum Press, 1998.
2. *Infidelity on the Internet*. Marlene Maheu e Rona Subotnik. Sourcebooks, 2001.
3. *Encontros, desencontros e reencontros*. Maria Helena Matarazzo. Editora Record, 2003.
4. *How to Heal Depression*. Harold Bloomfield. Mary Books / Prelude Press, 2001.
5. *Co-dependência nunca mais*. Melody Beattie. Editora Record, 1997.
6. *Para além da co-dependência*. Melody Beattie. Editora Record, 1997.
7. *Women and the Blues: Passions that Hurt, Passions that Heal*. Jennifer James. HarperCollins Publishers, 1988.
8. *Doce vingança*. Regina Barreca. Editora Record, 2000.
9. *Resurrecting Sex*. David Schnarch. HarperCollins Publishers, 2002.
10. *Descobrindo o prazer*. Julia R. Heiman e Joseph Lopiccolo. Summus Editorial, 1992.
11. *As novas passagens masculinas*. Gail Sheehy. Editora Rocco, 2002.
12. *Challenge of the Heart*. John Welwood. Shambhala Publications, 1985.
13. *Eu te amo! E aí?*. David Viscott. Summus Editorial, 1996.

Sobre a autora

A PRIMEIRA VEZ QUE OUVI FALAR SOBRE SEXO DIFERENTEMENTE de cochichos foi em 1975, quando Maria Helena Matarazzo voltou ao Brasil, após morar e estudar durante quatro anos nos Estados Unidos. Maria Helena, ou Leninha, minha prima-irmã, irmã e amiga de todas as horas, foi a primeira brasileira a organizar cursos sobre sexualidade no país, formando multiplicadores nessa importante área de estudos. Criou também uma central de atendimento por telefone em que uma equipe sob sua orientação esclarecia as dúvidas do público. Um trabalho que, por seu caráter pioneiro, exigia muita coragem e determinação.

Mas essas são qualidades que nunca faltaram a Maria Helena, posso dizê-lo com a segurança de quem teve o privilégio de acompanhar de perto sua trajetória de vida.

Leninha nasceu numa família abastada, com uma solidez vulnerável. Tendo passado por vários traumas, procurou dar um novo significado para sua vida. Muito cedo, por volta dos três anos, sofreu um acidente que causou uma deformação em seu rosto, provocando um sofrimento que durou muitos anos. Naquela época, não havia cirurgia plástica; portanto, a sutura tirou-lhe a beleza de menina. Ainda no início da adolescência fez a primeira plástica, seguida de muitas outras, através das quais foi corrigido, até o último vestígio, esse defeito. Tudo isso provocou nela um padecimento físico e mental que estimulou sua corajosa busca para vencer.

Desde cedo Maria Helena preocupou-se com os valores da vida, fazendo da Filosofia sua primeira faculdade. Casou-se, teve dois filhos e em 1971 foi para os Estados Unidos. Sempre sequiosa de novos conhecimentos, estudou Sociologia, Psicologia e Sexologia. Após quatro anos, voltou, separada do marido, com os filhos para criar e sem recursos financeiros. Seus recursos foram seus estudos e sua força de vontade. Seu trabalho pioneiro na área da sexologia logo seria reconhecido por todo o Brasil.

Vale lembrar que esse caminho de dificuldades e lutas para sobreviver foi pautada por perdas irreparáveis. Ainda jovem, perdeu seu pai, cujo vínculo representava apoio e segurança. Em dezembro de 1996 perdeu tragicamente seu filho Alfredo.

Quem a vê tão cheia de vida, com seus gestos expressivos, com seu entusiasmo, com aquela alegria que contagia as pessoas, pode duvidar do percurso difícil que ela trilhou. Mas Maria Helena enveredou por uma viagem interior cheia de caminhos e atalhos para encontrar equilíbrio, bem-estar e o apoio em si mesma.

Quando atinge um novo patamar, ela quer, de algum modo, partilhar essa visão, comunicando-a às pessoas que procuram um novo significado de vida. É isso que ela vem realizando através de sua infatigável atividade como terapeuta, conferencista e escritora. Este livro representa mais uma contribuição nesse sentido.

Somente um ser sensível, criativo e preocupado com o sofrimento humano como é Maria Helena poderia responder tão bem a questões difíceis como as que são aqui expostas, sentindo-se, ao mesmo tempo, privilegiada por ajudar as pessoas a se fortalecerem e a estreitarem seus laços, seus vínculos de amor.

Besita Suplicy
Dezembro de 2002

Este livro foi composto na tipologia Zapf Calligraphic, em corpo 11/16, e impresso em papel Offset 90g/m^2 no Sistema Cameron da Divisão Gráfica da Distribuidora Record.